文化与精神医学

（第二版）

李 洁·编著

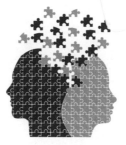

Culture and Psychiatry

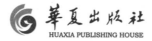

华夏出版社

HUAXIA PUBLISHING HOUSE

献　辞

本书谨献给中国大陆从事跨文化精神医学研究的先驱们：

何慕陶、万文鹏、向孟泽和莫淦明等教授

精神医学不同于其他医学学科，因为它探索人类的精神活动，这种精神活动不仅是自然的结果，亦是文化的产物。

卡尔·雅斯贝尔斯（1913 年）

正如没有精神健康就谈不上健康一样，撇开文化因素，则算不上真正的精神医学（或医学）。

安妮·贝克尔和亚瑟·凯博文（2014 年）

认识到文化在精神卫生中的重要性，对精神卫生的研究、培训和实践有重要意义。

劳伦斯·吉尔玛雅和莱斯利·施瓦兹（2014 年）

精神卫生工作者不仅要有探究脑的本领，

还要有洞察心灵的能力。

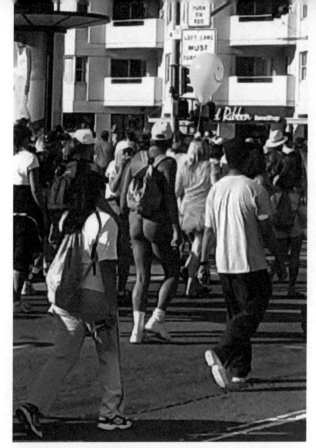

"导言"图 1　2009 年 5 月美国旧金山举行的游行活动

作者 摄

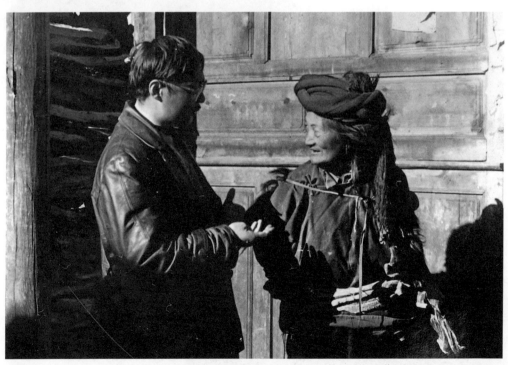

"导言"图 2　1996 年 2 月李洁深入四川盐源县母系社会做现场调查　　　冉茂盛 摄

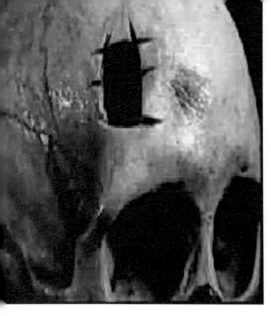

◀图 1.1　在欧洲与南非考古学家
发现新石器时代凿了洞的颅骨

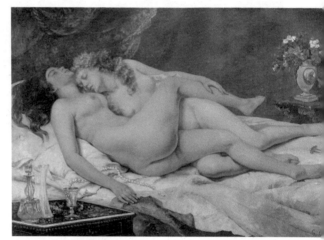

图 1.2　19 世纪法国画家▶
库尔贝的《梦乡》，描绘
出当时女同性恋的情形

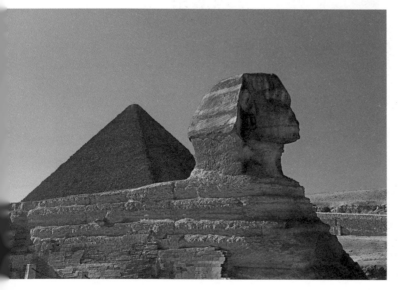

◀图 2.1　考夫拉金字塔与
狮身人面像　　　　作者 摄

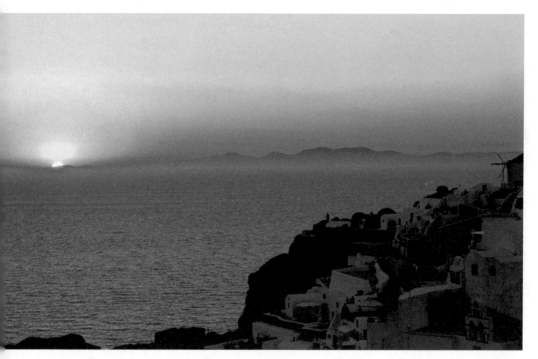

图 2.2　在圣托里尼岛上遥望的落日　　　　　　　　　　　作者摄

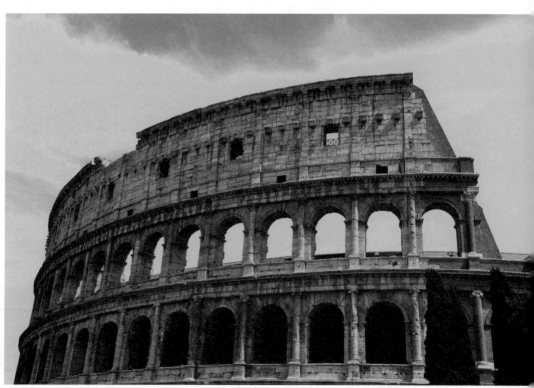

图 2.3　罗马竞技场　　　　　　　　　　　　　　　　　作者摄

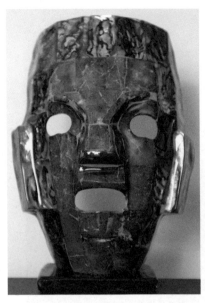

图 2.4　玛雅面具　　　　　作者摄

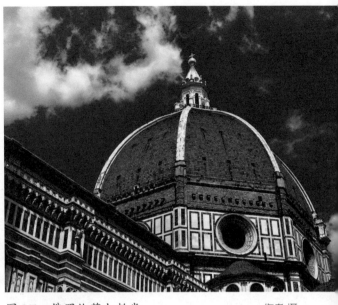

图 2.5　佛罗伦萨大教堂　　　　　作者摄

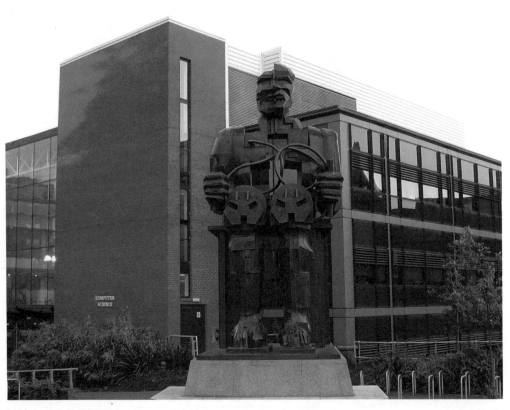

图 2.6　英国伯明翰　　　　　作者摄

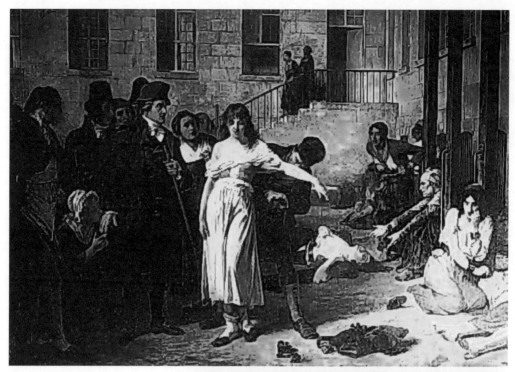

图 3.1a 比奈革命

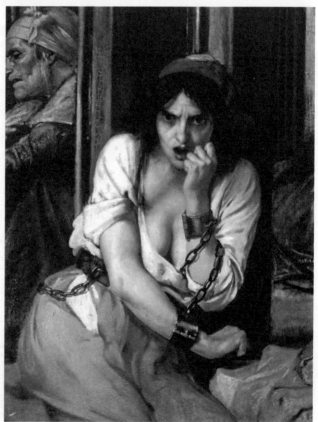

图 3.1b 比奈革命

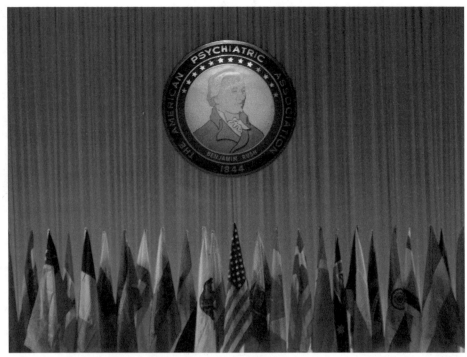

图 3.2　美国 APA 第 160 届年会　　　　　　　　　　　　作者摄

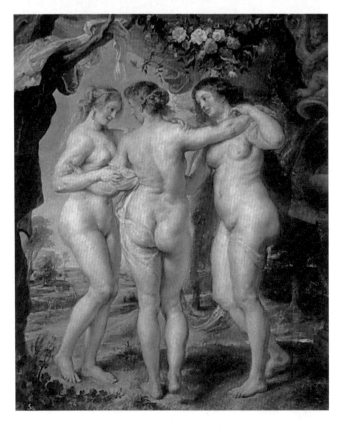

图 3.3　17 世纪佛兰德斯画家
鲁本斯笔下的女性多半呈现
"健壮"、"肥硕"之美

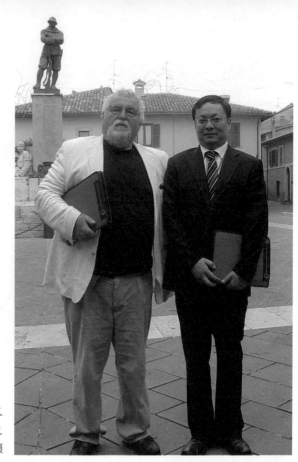

图 3.4　2009 年 9 月李洁与著名英国文化精神医学家 Littlewood R 教授在意大利小镇诺尔恰合影　　　丛中摄

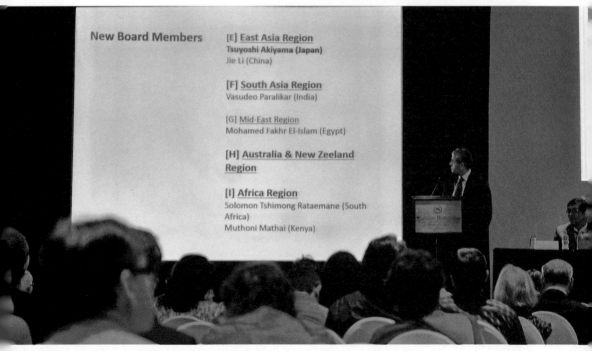

图 4.1　WACP 主席布惠教授宣布李洁教授当选为 WACP 理事　　　杨建中摄

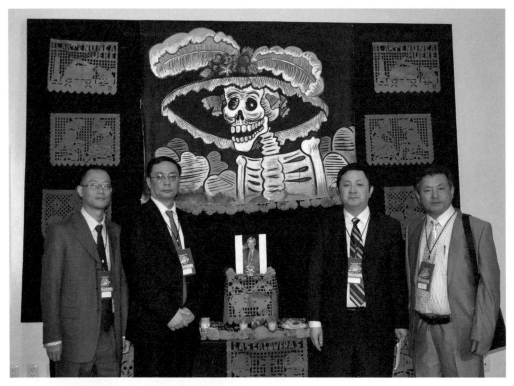

图 4.2　中国文化精神医学专家杨建中、李洁、赵旭东、李晓驷教授祭拜曾文星老师（左起）

Erminia Colucci 摄

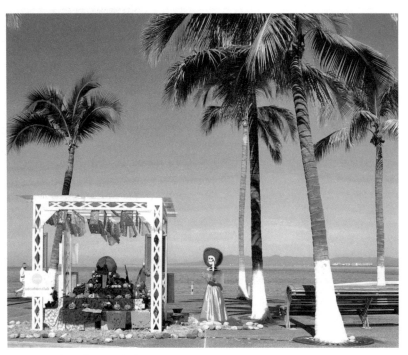

图 4.3　墨西哥的亡灵节　　　　　　　　　　　　　　　　　　作者摄

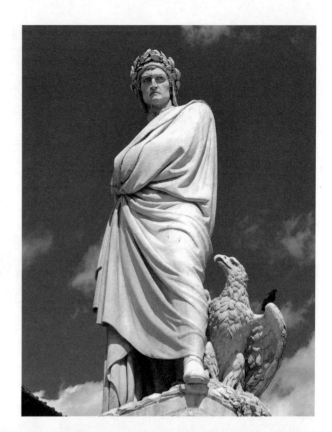

图 4.4　意大利中世纪伟大诗
人但丁　　　　　　　作者 摄

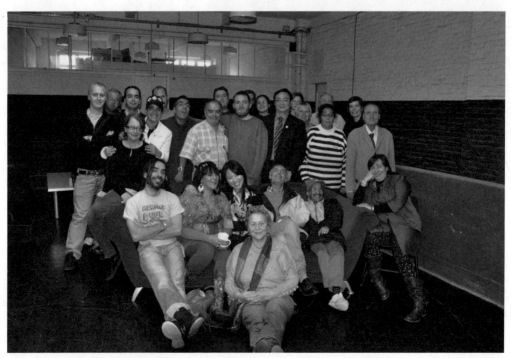

图 6.1　由法国精神障碍康复者创办广播电台　　　　　　　　　　　　　　康复者 摄

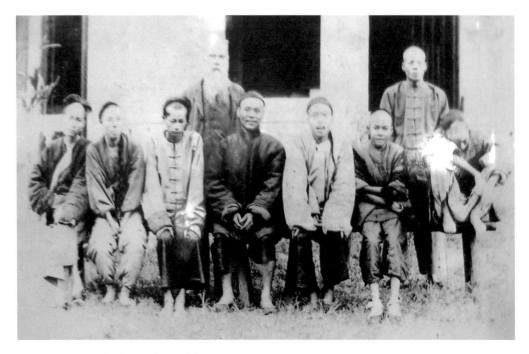

图 6.2　广州市惠爱医院创办人嘉约翰先生和病友合影

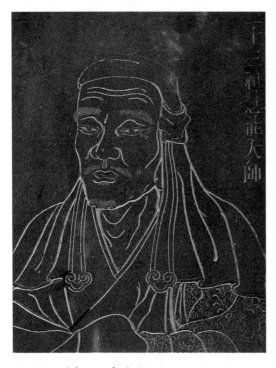

图 6.3　禅宗六祖惠能大师　　　　作者摄

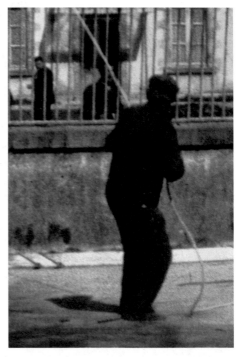

"后记"图 1　法国 Georges Mazurelle
医院于 20 世纪 60 年代拆除精神病医
院的围栏　　　　Yvan HALIMI 提供

序
一

广义上看，精神医学可分为生物精神医学和社会精神医学。随着近年来分子生物学、精神药理学、脑影像等生物科学的迅猛发展，生物精神医学成果纷呈、人才辈出，相应的学术著作层出不穷，可谓百花齐放。相对而言，社会精神医学领域的研究与著作较少，尤其是国内探讨文化精神医学的书籍则更少。我由衷地为本书的出版感到高兴。

众所周知，人类不仅是生物、心理、社会的人，更是文化的人。或者按作者的观点：人不仅"呼吸着"，也"存在着"。由此对应的是：脑（brain）研究的是"受损的机器"，由基础科学（basic sciences）构成，包括遗传学、生物化学、神经影像学和精神药理学等；心灵（mind）探讨的是"受苦的人类"，它与社会科学（social sciences）密切相关，包括人类学、社会学、流行病学、心理学和心理治疗学等。可以说，人的精神健康与精神疾病的发生、发展、预后，无不受到社会文化因素的影响。不同文化背景下人们对精神健康与精神疾病的看法、治疗选择乃至服务体系也不尽相同，尤其是在全球化加快的当下，国际往来、移民现象日益频繁，由此带来一定的精神卫生问题，因此，为来自不同文化背景的人们提供适合相应文化的精神卫生服务，就显得十分必要。

文化精神医学原隶属于社会精神医学，后在国际上逐渐成为精神医学中一门独立的分支学科。据我所知，国内由精神科同道撰写的有关文化与精神医学的书籍甚为稀缺。李洁医生的这本书无疑是雪中送炭，应该会受到同道们（也包括从事社会科学的同道）的欢迎。

需要说明的是，本书涉猎甚广，除了跨文化精神医学、变态心理学外，还涉及西方文化人类学、哲学、文学、宗教与神话等诸多领域，并参考这些领域中重要的学术著作百余部、文章近百篇。作者勤奋、务实的学风，给我留下了深刻的印象。

作者盛情邀请我写这篇序言，我欣然答应。希望作者以及对文化精神医学感兴趣的同道们继续努力，为我国的文化精神医学事业作出更多的贡献。

2010 年盛夏于上海

序二

2013 年，具有国际影响力的美国《精神障碍诊断与统计手册》第 5 版（DSM–5）问世，与前几版相比，DSM–5 明显增加了有关文化因素对精神障碍重要影响的内容，这显示出当代精神医学的科研、教学与临床实践不仅涵盖了神经生物学和心理学，也明显涉及社会文化因素。从国际层面上看，文化精神医学逐渐成为精神医学中的一个分支学科，它主要是从文化和跨学科的多视角研究精神障碍，求医行为以及精神卫生政策等。在以生物精神医学为主流的当下，我们不仅需要从神经生物学深入开展"脑研究"，还需要从心理学和社会文化视角广泛探讨"心灵"。美国同行贝克尔和凯博文说道："正如没有精神健康就谈不上健康一样，撇开文化因素，则算不上真正的精神医学（或医学）"，此话当真。

事隔 6 年，广州医科大学李洁教授再版的《文化与精神医学》一书，具有广泛、系统地研究精神医学中文化要素的特点，这种探讨不仅是从文化的视角，更是采用阐释学的方法试图阐明文化因素对精神医学、精神障碍的影响，开阔了广大精神卫生工作者的视野，能够使之以更为宏观的视角看待精神障碍，看待精神障碍患者及其家属和相应的精神卫生政策，从而为精神障碍患者提供更为优质的精神卫生服务。正如书中有专家倡导的理念："所有的精神科医师都应该努力（致力于）培养患者的生物—心理—社会—文化—灵性健康。"或者诚如作者所言："精神卫生工作者不仅要有探究脑的本领，还要有洞察心灵的能力。"我相信，此书的再版恰恰是顺应了当今精神医学全面发展的时代需要，值得推荐给国内的同道。

还有，作者能较好地将自然科学与人文科学整合在一起，尤其是着力介绍了近些年来国内外在文化精神医学领域的主要研究成果，并试图在"生物精神医学与人文学科之间建起一座桥梁"，这在国内实属难得。此外，该书文字流畅、图文并茂、博采广撷，不仅是同道们（也包括从事社会科学的同道）研究文化精神医学的重要参考，也可以作为研究精神医学认识论与方法论的参考读物。

2016 年 10 月 10 日于上海

第4章 跨文化精神医学介绍

第5章　文化与常见精神障碍

第6章　文化与心理治疗

初版导言

      1978 年，美国密苏里大学哥伦比亚分校的法瓦萨（Favazza，1978）教授在一篇名叫"文化精神医学的基础"的文章中指出，尽管现代精神医学的传统基石是生物学（神经科学）和心理学，但我们相信，"文化精神医学最终会成为一种概念，并且，它将在精神医学的主流中享有重要的位置"。[1] 事隔 30 余年，这种愿望是否得以实现？或者说，文化精神医学是否有了长足的发展？

      随着社会科学的不断发展，人们愈来愈多地认识到，社会文化因素同人类的日常行为，甚至同整个人类史都有着千丝万缕的联系，并对人类的异常心理活动、异常行为产生一定的影响。事实的确如此。例如，在不同的国家或不同的时期，人们既可以把同性恋（homosexuals）这种特殊的性关系视为精神障碍，又可以把它看作人类的正

---

[1] Favazza & Oman, "Overview : Foundations of Cultural Psychiatry". *Am J Psychiatry*, 1978, 135（3）: 293–303.

常心理活动。美国精神医学学会^{（注一）}在 1973 年 12 月 14 日通过投票的方式将同性恋从美国《精神障碍诊断与统计手册第Ⅱ版，DSM–Ⅱ》^{（注二）}中剔除出去，这意味着美国数百万同性恋者^{（注三）}从今往后不再是精神障碍患者，也意味着一伙人用投票的方式"决定着"另一伙人是否正常。同样是裸体行为，可能是在亚文化背景下的"裸奔"（streaking）^{（注四）}，或者是近年来诸如"裸体游泳"、"裸体游园"、"裸体毕业照"、"裸体婚纱照"、"裸体下棋"、"裸体演奏会"等以"裸体"为主题或在"裸体主义"（nudism/naturism）倡导下的活动（"导言"图 1），这些活动的背后可能昭示着某种回归自然、回归"原始"的文化含义。但是，另一方面，在大庭广众之下赤身裸体也极有可能被认为是精神障碍患者的一种异常的行为表现；又如，在中国，中医治疗肾功能障碍时，有时会让患者喝儿童的晨尿，这就不是精神医学上的意向倒错。此外，生活在美国、加拿大的阿米什人（Amish），以拒绝汽车、电力等现代设施，过着简朴的生活而闻名。如果他们驾驶汽车或过度使用公用电话，则有可能就是躁狂症的表现。还有，文化人类学家墨菲告诉我们，在新几内亚一个部落，把年轻男性对自己的叔父进行口淫视为入会仪式的一部分，因为在这些小伙子看来，自己肌肉的力量是通过精液传递的。这样的举动如不经文化人类学家的解释，多半会被精神科医师视为异常的表现。

　　因此，衡量人类心理活动正常与否，不仅需要生物学的尺度，也需要社会文化的尺度。正如瑞士精神分析学家荣格（Jung，1935）所言："变为疯狂，这是一个相对的概念。"^①换言之，"发疯"乃是一个社会文化性的概念，因为人类不仅具有生物属性，而且也是一定社会文化背景下的产物。说得直白一些，人类与狮子、老虎一样要觅食、饮水，也与蜜蜂、蚂蚁一

---

① 荣格著：《分析心理学理论与实践》，成穷、王作虹译，生活·读书·新知三联书店，1991 年，第 34 页。

般有分工协作，但更为重要的是，人类具有创造符号和运用符号的能力。20 世纪德国著名哲学家卡西尔说，人是"符号的动物"，[①] 他们具有符号化的思维与行为，或者说"与其他动物不同，人是文化的动物"。[②] 与卡西尔同时代的法国哲学家福柯认为，疯狂不是一种自然现象，而是一种文明的产物。在他看来，人类处于蛮荒时代是不可能有疯狂的，疯狂是随着文明的出现而产生的。我们虽然不完全赞同福柯的观点，但是，不同文化背景下"出现"精神障碍的多寡还是有所差异的。例如，人格障碍在美国等西方国家较为常见，其终生患病率在美国估计可高达 10% ~ 20%，其中，美国男性反社会人格终生患病率为 5.8%。[③] 在中国，人们对人格障碍一词显得尤为敏感，人格障碍在大众、外行的眼里更多地被视为政治思想和道德问题，而不是医学问题。在我们的临床工作中，被诊断为人格障碍的，尤其是被诊断为反社会性人格障碍的则少之又少，这是医学问题政治化的体现。

由此看来，评判人类的思维、情感、行为正常与否，不仅需要生物学的标准，更重要的是，还要在"符号化"（社会文化背景）之下进行考查，因为"符号化"是我们人类赖以生存的根基。按照曾经在中国做过研究的美国学者凯博文[(注五)]的观点，不论是诊断神经衰弱还是抑郁障碍或者焦虑障碍，都应该被理解为一种文化概念，这种文化概念不仅影响着真实的生理体验，而且成为区分正常与异常之间的界线的维度之一。正如他在"为什么精神医学和文化人类学仍旧需要相互合作"一文中指出，[④] 当今的精神

---

① 卡西尔著：《人论》，甘阳译，上海译文出版社，1985 年，第 34 页。

② 卡根、奥兹门特、特纳著：《西方的遗产》（第八版），袁永明、陈继玲、穆朝娜等译，上海人民出版社，2009 年，第 12 页。

③ Kessler, McGonagle, Zhao, et al., "Lifetime and 12-Month Prevalence of DSM-Ⅲ-R Psychiatric Disorders in the United States". *Arch Gen Psychiatry*, 1994, 51（1）: 8-19.

④ Kleinman, "Why Psychiatry and Cultural Anthropology Still Need Each Other". *Psychiatry*, 2001, 64（1）: 14-16.

医学家，即使是那些自我描述为具有"生物学"标签的医生，也会意识到文化的差异和政治、经济力量对精神障碍患者的体验及其治疗产生的影响。或者按照马赛拉所言："文化乃是心理保健领域中一个极为重要的变量，与我们的理论中生理和心理的变量一样，文化变量必须给予同等重要的考虑。"①

20 世纪 80 年代，改革开放伊始，国内学术界盛行一股"文化热"，以"世界文化丛书"、"文化人类学名著译丛"和"人与文化丛书"等为代表的一批社会科学名著、译著受到热捧，人们试图进一步了解世界文化。本人当时作为医学院校的学生，对涉及人类心理、心灵的问题也颇感兴趣，所以略知一二。

20 世纪 90 年代，我有幸在华西医科大学（现四川大学）恩师向孟泽教授、兄长冉茂盛博士的带领下前往中国母系社会（四川省盐源县的摩梭人）做实地调查（颇有文化人类学实习的意味），让我初步感受到跨文化调查显示出来的婚姻差异（"导言"图 2）（注六）。后来，我在几所大学教授精神医学与变态心理学课程，其中自然少不了"社会文化与精神障碍"相关的内容。"教学相长"这话一点也不错，大学讲坛的多年磨炼，使我对文化与精神医学的关系有了更深刻的感悟。这次撰写有关文化与精神医学方面的书籍，目的主要有以下三个。

一则圆多年前的"文化热"之梦，在国内将精神医学的视野从生物学领域转入社会文化领域。这既是一本写给同行看的书，又是一本从事社会科学并对"疯狂"感兴趣的人士的参考读物。

二来精神卫生工作者要有一定的人文科学知识，才能顺应时代与学科的发展，尤其是在全球化加速的当下，拥有文化胜任力显得格外重要。这

---

① 马赛拉等著：《文化与自我：东方与西方的比较研究》，九歌译，邢培明、黄龙校，江苏文艺出版社，1989 年，第 285 页。

一点台湾精神科医师做得比较好，从他们早年翻译精神分析大师弗洛伊德的作品到近期翻译存在主义心理治疗大师亚隆的心理治疗类小说便可窥见一二。

三要考虑到西方心理测验工具与心理治疗流派引入中国的本土化问题。根植于西方文化背景下的心理测验工具与心理治疗如不进行适当的修订与改进，则有可能导致"水土不服"。

2001年，美国夏威夷大学医学院精神科的曾文星教授出版了《文化精神医学大全》一书，书中汇集了文化精神医学领域的新知识、新理论、新成果，为充实精神医学中的文化精神医学分支学科起到了重要的作用，这部作品也被同道视为文化精神医学界里程碑式的著作之一。①

时隔五年（2006年），中英文俱佳的曾文星先生在台湾出版了第一部中文版《文化精神医学：学理与应用》，为我们中文读者从社会文化的视角理解人的心理与行为、理解精神病理现象以及探讨与社会文化因素有关的治疗与预防提供了颇有意义的帮助。②

2007年，英国伦敦国王学院精神医学研究所的布格拉教授与英国玛丽皇后学院布惠教授汇集世界各地从事文化精神医学并颇有造诣的精神科医师（可称之为文化精神医学家）、心理学家以及文化人类学家等编纂、出版了全球第一部权威、大型的《文化精神医学教科书》，从更宽泛的视野探讨文化与精神卫生问题，这意味着"文化精神医学正在成为（精神医学的）主流，并且开始影响健康服务的传递和研究。"③

---

① Tseng, *Handbook of Cultural Psychiatry*. Academic Press, 2001, vii-viii.

② 李洁著："评价《文化精神医学：学理与应用》"，《临床精神医学杂志》，2008年，18（4）：284-285。

③ Bhugra & Bhui, *Textbook of Cultural Psychiatry*. Cambridge University Press, 2007, 1.

2009 年，世界文化精神医学协会（World Association of Cultural
Psychiatry，WACP）在意大利小镇诺尔恰举办了"第 2 届世界文化精神医学大会"，全球共有来自 30 余个国家的 200 余位文化精神医学、文化心理学、文化人类学和社会学等领域的专家、学者出席了这次会议。本次会议以"文化的大脑和生活的社会"为主题，昭示着文化精神医学正在从边缘走向主流，它从关注"奇异的"、"少见的"文化相关综合征发展到如何在日常临床工作中面对来自不同文化背景下的患者与来访者；从关注"民间的"、"异国的"治疗手段发展到如何提供符合不同国家或不同民族文化特色的精神卫生政策及其相应的服务。①

2010 年，世界精神医学协会跨文化分会与中华医学会精神医学分会在上海联合主办"国际文化精神医学会议：文化多样性、社会变迁与心理健康"大会，来自中国（含台湾、香港地区）、美国、日本、德国等国的 300
余位精神科专家、心理学专家、文化人类学家等参加了此次盛会，标志着文化精神医学在中国开始受到广泛的重视。

世界著名精神医学家梅佑－格罗斯^(注七)在半个世纪之前曾经说过："我们深信精神病学必须建立在自然科学的基础上。"②现在看来，这话已经显得不那么全面了。我们认为，精神病学或精神医学应该建立在自然科学和社会科学的基础上。从自然科学的视角研究的是脑，从社会科学的视角探讨的则是心灵与自我。可以说，精神障碍主要是基因与社会文化因素相互作用下的产物。尤其是在全球不同的文化相互交流乃至相互碰撞的大时代，临床精神科医师、护师不仅要具备精神药理学等方面的知识与技能，心理

---

① 李洁、赵旭东著："第二届世界文化精神医学大会介绍"，《中华精神科杂志》，2010
年，43（2）：121-122。
② 梅佑－格罗斯、斯莱脱、路茨著：《临床精神病学》，纪明、徐韬园、史鸿璋等译，夏镇夷审校，上海科学技术出版社，1963 年，第 1 页。

治疗师与心理咨询师、社会工作者不仅要拥有医学心理学、社会学等方面的学问，大家还应该具备一定的文化胜任力。唯有这样，才能面对来自不同文化背景下的患者与来访者，才能面对处在不断变化的社会结构、文化氛围中的人。同样，文化人类学家，社会学家、人文学者及其他社会科学工作者也有必要了解与社会、文化有关的精神医学，从而对文明的产物——"疯狂"——产生较全面而又深入的认识。

注　释

注一：美国精神医学学会（American Psychiatric Association，APA）又译为
美国精神病学学会，简称 APA。不过要注意的是，相关学科的美国心理
学学会（American Psychological Association）亦为 APA。

注二：美国《精神障碍诊断与统计手册第 I 版，DSM- I 》制定于 1952
年。之后，DSM-II、DSM-III、DSM-III-R、DSM-IV、DSM-IV-TR 以
及 DSM-5 分别制定于 1968 年、1980 年、1987 年、1994 年、2000 年以
及 2013 年，为节省篇幅，在下面的章节中则仅用相应的 DSM 代替。要
说明的是，美国 DSM-5 采用阿拉伯数字，其目的是为了便于及时更新，
同时也可与国际疾病分类相统一。

注三：gay 指男同性恋，俗称"同志"。据说，男同性恋在古希腊社会曾相
当普遍。lesbian 指女同性恋。萨福（Sappho）为公元前 7 世纪古希腊著
名女诗人，她主要在当时的文化中心勒斯博（Lesbos）岛上专攻艺术。传
说她在女学生中搞同性恋。从 19 世纪末开始，萨福成为女同性恋的代名
词，她也被近现代女性主义者和女同性恋者奉为鼻祖。

注四：裸奔（streaking）：1974 年 4 月，在伦敦西部的特威肯哈姆体育馆举
行的一场英法橄榄球比赛上，迈克尔·欧布林闯入球场。当时他赤身裸
体，唯有嘴角上挂着一丝笑容。被逗乐的警察紧追上去，立刻用头盔遮
住欧布林的下身，但欧布林的这个举动在全场产生了戏剧性的轰动效果。
从此，这种裸奔就开始蔓延到运动场上。

注五：Arthur Kleinman（1941—），美国当代颇具影响力的文化人类学家与
文化精神医学家，其著作颇丰，观点鲜明。为了与国内其他学术著作相
一致，他的中文名字翻译为亚瑟·凯博文。

注六：人类的婚姻形态大致经过了乱婚制、群婚制、偶婚制和一夫一妻制。
目前在云南、四川尚可见到摩梭人偶婚制（母系制）的痕迹。其主要特
点是，在家庭中母亲地位最高，舅舅地位次之；所生子女为母亲所有，
采用母亲的姓氏；男方一般不承担抚养子女的责任。每当夜幕降临，男

子便翻进钟情女子的房间（双方相互爱慕的关系称之为"阿肖"），次晨该男子返回自己的家，与母亲、舅舅一同生活。由于这种婚姻是通过男方"走"的方式实现的，所以，在当地又称这种婚姻为"走婚"。

注七：梅佑－格罗斯（W. Mayer-Gross, 1889-1961），一位出生在德国、后在英国工作的著名精神医学家。尽管在他们的精神医学教科书中也强调社会学和人类学的价值，但认为"作为精神病学的基础，竟然把社会学和文化人类学来和神经病学等同看待，这种主张简直是舍本求末"（参见梅佑－格罗斯等著：《临床精神病学》，纪明等译，夏镇夷审校，上海科学技术出版社，1963年，第3页）。当代研究表明，影响精神健康的社会决定因素有贫困、性别不平等、社会排斥以及冲突等因素（参见 Saxena, Thornicroft, Knapp, et al., "Global Mental Health 2". *Lancet*, 2007, 370（9590）: 878-889）。由此看来，梅佑－格罗斯的观点显然具有时代的局限性。当然，尽管存在这种局限性，这部著作仍具有重要的学术价值。

再版导言

1913 年，德国著名哲学家和精神医学家雅斯贝尔斯告诉我们："精神医学不同于其他医学学科，因为它探索人类的精神活动，这种精神活动不仅是自然的结果，亦是文化的产物。"[1]

2013 年，整整一百年过去了，对世界精神医学颇有影响的美国《精神障碍诊断与统计手册第5版》在万众瞩目中问世，其中增添了"文化陈述访谈"等有关文化精神医学的新内容。[2] 紧接着次年，众多学者在英国知名医学杂志《柳叶刀》上指出，文化因素对健康促进行为的影响至关重要。[3] 美国学者贝克尔和凯博文也说道："正如没有精神健康就谈不上健康一样，撇开文化因素，

---

[1] Jaspers, *General Psychopathology*. The Johns Hopkins University Press, 1997, 46.

[2] American Psychiatric Association, *Diagnostic and Statistical Manual of Mental Disorders*, 5th edn. American Psychiatric Publishing, 2013, 749-760, 833-837.

[3] Napier, Ancarno, Butler, et al., "Culture and Health". *Lancet*, 2014, 384 (9954): 1607-1639.

则算不上真正的精神医学（或医学）。"[1] 或者按照加拿大学者吉尔玛雅和施瓦兹的观点："认识到文化在精神卫生中的重要性，对精神卫生的研究、培训和实践有重要意义。"[2] 以上这些表明，文化对健康尤其是对精神健康与精神障碍的影响越来越大。因此，在精神医学领域，文化精神医学作为一个分支学科逐渐开始受到广泛的重视。[3]

然而，遗憾的是，在对精神医学的哲学思考中，很大程度上仍以实证主义的纯生物学观点为主，强调学科的普适性，而后现代主义不仅注意到生物属性，还考虑到当地文化的特性，注重学科的特殊性。[4] 在精神医学领域的研究与实践中，很大程度上仍以生物精神医学、精神药理学为主，[5]

---

[1] Becker and Kleinman, "The History of Cultural Psychiatry in the Last Half-Century". *Psychiatry : Past, Present, and Prospect*. Oxford University Press, 2014, 74–95.

[2] Kirmayer and Swartz, "Culture and Global Mental Health". *Global Mental Health : Principles and Practice*. Oxford University Press, 2014, 57.

[3] Kelly, "Globalisation, Psychiatry and Human Rights : New Challenges for the 21st Century". *Clinical Topics in Cultural Psychiatry*. RCPsych Publications, 2010, 3–14.

Ruiz, "A Look at Cultural Psychiatry in the 21st Century". *J Nerv Ment Dis*, 2011, 199（8）: 553–556.

Alarcón, "Cultural Psychiatry : A General Perspective". *Cultural Psychiatry*, 2013, 33（1）: 1–14.

Kirmayer, Ban, "Cultural Psychiatry : Research Strategies and Future Direction". *Cultural Psychiatry*, 2013, 33（3）: 97–114.

[4] Morris, "What Is Postmodern Illness?". *Illness and Culture in the Postmodern Age*. University of California Press, 1998, 50–77.

Bracken and Thomas, *PostPsychiatry*. Oxford University Press, 2005, 1–21.

Lewis, *Moving Beyond Prozac, DSM, & the New Psychiatry*. The University of Michigan Press, 2006, ix – xiii, 1–172.

[5] Ghaemi, *The Rise and Fall of the Biopsychosocial Model*. The Johns Hopkins University Press, 2010, 103–111.

Taylor, *Hippocrates Cried*. Oxford University Press, 2013, 17–49.

使得不少精神科医师的思路与能力变得过于狭窄，甚至美国文化人类学家与文化精神医学家凯博文在《重新审视精神医学》一书的序言中尖锐地写道："当今我们处在一个生物精神医学的霸权时代，这似乎非常适合于美国医疗保健体系。在该体系中，效率与成本削减已经取代品质与质量，拥有广泛能力的精神科医师成为最狭窄的精神药理学工作者。犹如海水涨潮一样，它冲走了很多心理、社会与临床研究，取而代之的是对神经科学的乌托邦式（视为圣杯）的浪漫追求，而这些追求与临床实践者的工作联系甚少。"[①] 也就是说，研究精神医学离不开文化因素，离不开人文学科。[②] 文化精神医学面对的不仅是脑，还有心灵和文化。有学者形象地把脑、心灵和文化三者联系在一起，即，如果说心灵的硬件是脑，那么心灵的软件则是由文化来提供。[③] 这表明在精神医学看来"没有无心灵的脑，也没有无脑的心灵"，无处不在的文化充满其中。诚如美国加州大学斯卡尔教授（Scull，2015）在其《文明中的疯狂》一书中所言：[④] 精神障碍的社会和文化维度成为人类数千年文明有关疯狂史中不可或缺的一部分，亦即疯狂有其含义，构筑了文明中的一部分。

我从事精神科临床工作30余载，尽管"精神障碍病因不清、机理不明"的事实与我形影不离，令人颇有挫折感，但值得欣慰的是，我在临床工作中除了认真倾听精神障碍患者的感受（主要归功于心理学），并将精神药理学的相关知识深入浅出地告诉患者及其家属（主要归功于美国加州大学斯特教授[（注一）] 的图解精神药理学书籍）之外，还能让他们面对"残酷的"现实，降低其病耻感，试图启发他们寻找某种精神力量，从而勇敢、顽强

① Kleinman, "Foreword". *Re-Visioning Psychiatry*.Cambridge University Press, 2015, xⅶ.

② Brendel, *Healing Psychiatry*. The MIT Press, 2009, 141–158.

③ Kleinman, "Re-Visioning Psychiatry : Toward an Ecology of Mind in Health and Illness". *Re-Visioning Psychiatry*. Cambridge University Press, 2015, 637.

④ Scull, Madness in Civilization. Thames & Hudson, 2015, 411.

地活着，并走完其一生。在这方面，我觉得精神科医师不仅需要给患者提供精神药物和心理治疗，还要向他们传递精神上、灵性上的正能量，这才是真正的"精神"科医师。这也正是当代著名的文化精神医学家阿拉孔所倡导的："所有的精神科医师都应该努力（致力于）培养患者的生物－心理－社会－文化－灵性健康。"[1]要做到这一点，仅仅拥有医学、心理学和社会学领域的知识与技能是远远不够的，还需要汲取哲学、历史学、人类学和文学艺术等人文学科中的充足养分。

于是，在21世纪世界精神医学全面发展的需要下，在前辈、同僚和友人的鼎力支持下，《文化与精神医学》（第二版）悄然问世。它试图简介、整合与文化精神医学领域相关的历史发展和学术成果；试图在两种文化——人文学科与精神医学——之间架起一座桥梁；试图让精神卫生工作者既懂"脑"（brain），又知"心"（mind）。本书内容主要涵盖：（1）文化概述；（2）文化的分类及比较；（3）社会文化因素对人类异常心理和行为的影响；（4）跨文化精神医学简史；（5）文化与常见精神障碍；（6）文化与心理治疗。

我相信，通过这些内容介绍与相关阐释，一来可以帮助精神卫生工作者了解文化精神医学的内涵，树立整体的生物－心理－社会－文化医学观；二来可以帮助精神卫生工作者弥补医学知识的局限，因为"除医学之外，一个医师还需要人文熏陶，以免流于褊狭"。[2]

最后，通过我的不懈努力与博采广撷，希望这本属于交叉学科的读物能够对国内的精神卫生工作者以及探索"疯狂"的人文学者有所帮助与启迪，进而造福于患者，造福于社会。

---

[1] Lamberg, "Reanto Alarcón : Long-Time Advocate for Awareness in Psychiatry". *Psychiatric News*, 2016, Sep2.

[2] 奥斯勒著：《生活之道》，日野原重明、仁木久惠编注，邓伯宸译，广西师范大学出版社，2007年，第349页。

注 释

注一：史蒂芬·斯特（Stephen M. Stahl，1951–），美国加州大学圣地亚哥
分校兼职教授，英国剑桥大学名誉客座高级研究员，系美国当代颇具影
响力的精神药理学家。自他 1996 年出版新颖的、图文并茂的《精神药理
学精要》之后，深受世界广大精神科同行的欢迎。本人并非专门从事精
神药理学工作的医师，但在 2001 年有缘拜读了斯特教授撰写的《抗抑郁
药物的精神药理学》（1997 年）。该书让人顿开茅塞、爱不释手，对我的
临床工作很有帮助，是我工作中的良师益友。为此，我曾向国内精神科
同行较早地介绍过他的佳作（参见李洁著："APA 书展见闻"，中国医学
论坛报，2007，33（27）：B3）。目前斯特教授的《精神药理学精要：神
经科学基础与实际应用》已出版至第 4 版（剑桥大学出版社，2013）。可
以说，他的这本书或系列相关读物是精神医学领域中科学与艺术（图解）
的完美结合，值得广大精神科医师通读。

第 1 章

文化概述

一、文化的问题

1. 文化引子

当我们赤身降生于这个世界的时候，可以说不仅沐浴在大自然的怀抱中，也沉浸在一定的文化氛围里。例如，信仰基督教的父母亲为其孩子进行婴儿洗礼仪式，是一种宗教习惯和宗教法规：把水滴在受洗婴儿的额头上，表示洗净孩子与生俱来的罪恶（原罪），甚至还可使他免受炼狱之苦，因为那些未及时接受洗礼便死去的婴儿一般会葬在圣地以外的墓地，远离"天堂"。这自然给婴儿赋予了一种文化色彩。在中国，婴儿生下一个月时，很多地方都有做满月的习俗，婴儿的父母会邀请很多亲朋好友来作客，目的是希冀婴儿平安吉祥、健康成长。还有，比如说饮茶，也充满了浓郁的文化气息。本人曾有幸在汕头大学工作、生活数年，让我见识了潮汕文化中的功夫茶。它是一种泡茶的技法，有后火、虾须水（即将煮沸之际）、捅茶、装茶、烫杯、热罐（壶）、高冲、低斟、盖沫（用壶盖将浮在上面的泡沫抹去）和淋顶十法。斟起来有"关公巡城"、"韩信点兵"的说法，喝上口有小口细啜的讲究，咽下去有沁心沁脾的感觉。甚至是，我看到有些潮汕地区的妙龄少女在出远门时也不忘带上自己的茶具，忙里偷闲地呷一口功夫茶，这是茶文化已入心、入脑、入髓的体现。可以想象，这些妙龄少女一生下来不会饮茶，更不会品茶，主要是受其长辈的影响，这叫濡化作用，是指文化从上一代人潜移默化地传递到下一代人的过程，并使个人拥有归属于所在社会的认同感。又如，说到饮食文化，不同地域的人食用的东西可能有所不同。在西方国家，大多数人不愿吃猫、狗之类的动物。在古罗马人看来，猫是自由的象征，西方人把狗看作人类的朋友，英语中的 top dog 是指"重要人物"、"权威人物"或"胜利者"，绝非指狗。在中国，尤其是在广东，一些人不仅吃猫、吃狗，还吃老鼠……不同的文化观念渗透到了人们的脑里、嘴里和血脉之中。

那么，什么是文化？或者说文化的本质特征是什么？对这个问题的回答仁者见人，智者见智。有人说文化是人们思考、抒发感情、信仰的方式；[1] 有人说文化是人们通过学习而获得的经验；[2] 有人说文化就是人生，它是物质的人生、社会的人生和心理的人生；[3] 还有人认为，文化是一种承载思维、情感和行为的心理软件。[4] 真可谓众说纷纭。

在英语中文化一词 culture 来自于拉丁文 cultus，该词的原义中含有种

---

[1] 石田一良著：《文化史学：理论与方法》，王勇译，浙江人民出版社，1989 年，第 148 页。

[2] 基辛著：《文化·社会·个人》，甘华鸣、陈芳、甘黎明译，辽宁人民出版社，1988 年，第 30 页。

[3] 胡伟希著：《传统与人文》，中华书局，1992 年，第 32 页。

[4] 霍夫斯泰德等著：《文化与组织：心理软件的力量》，李原、孙健敏译，中国人民大学出版社，2010 年，第 3 页。

植、耕作的意思，是指人们在自然界劳作，从中获取收获物。这在农业
（agriculture）和园艺（horticulture）两词中有所体现。直到 16、17 世纪，
文化一词才渐渐引申为对人的培养、教养（cultivation）。在德语中，文化
（kultur）一词除了含有教养之意外，还进一步引申为思想、艺术和宗教。

据有关学者统计，关于文化的定义在 1920 年以前只有 6 个，但到 1952
年便增加到 160 余个，①现在对文化的诠释则不下千余种。因此，我们不可
能把文化的定义逐个列举，只能把在文化学史上比较重要的定义介绍给大
家。为了更好地理解文化的含义，在介绍文化定义之前，有必要先谈谈人
类学及其分支学科。因为研究文化往往是从人类学开始的，用美国文化人
类学家克鲁伯（Alfred Louis Kroeber，1876–1960）的话来说，正是人类学
家"发现了文化"。②同时，从事精神卫生的工作者也有必要了解人类学，
德国精神医学家克拉希谟的体型说就是体质人类学在精神医学中的具体运
用的范例（注一）。

幸运的是，我在华西医科大学攻读硕士学位时，我的导师向孟泽教授
便将中国人类学家林惠祥先生的《文化人类学》作为教材推荐给我。实践
表明，这明显地拓宽了我日后的工作和学术视野。我在多年的临床工作中
发现，当面对精神障碍患者苦恼的精神症状时，我主要采用药物方法来缓
解或是控制他们的症状；当面对他们所遇到的现实中的困难、价值观上的
困惑、心灵上的痛苦时，则会借鉴文化人类学、医学人类学的方法。可以
说，在治病的方法论上，前者采取了西方生物医学的方法，后者使用了符
合当地社会文化特点的整体论原则。可以说，文化人类学以及医学人类学

---

① 庄锡昌、顾晓鸣、顾云深等编：《多维视野中的文化理论》，浙江人民出版社，1987
　年，第 1 页。
② 怀特著：《文化的科学》，沈原、黄克克、黄玲伊译，黄世积校，山东人民出版社，
　1988 年，第 2 页。

的一些知识与观念有助于我的临床实践与学术研究。正如英国医学人类学教授赫尔曼（Helman，2007）所言："人类学是构筑现代文化精神医学的基石之一。"① 或者在美国人类学教授乔尔达斯（Csordas，2015）看来："人类学与精神医学是姐妹学科。"②

2. 人类学及其分支学科

通俗地说，人类学就是"研究人类的学问"。③ 如果用定义的方式解释人类学，以下几种定义最为常见。美国人类学家威斯勒（Clark Wissler，1870-1947）认为："人类学是研究人的科学，包括所有把人类当做社会的动物而加以讨论的问题。"④ 英国人类学家马雷特（Robert Marett，1866-1945）说："人类学是沉浸于演进的观念之全部人类史，以在演进中的人类为主题，研究某时代某地方的人类，肉体与灵魂两方面都加以研究。"⑤ 另一位英国人类学家马林诺斯基（Bronislaw Malinowski，1884-1942）则写道："人类学是研究人类及其在各种发展程度中的文化的科学，包括对人类的躯体、种族的差异、文明、社会构成以及心灵对环境的反应等问题的研究。"⑥ 美国佛蒙特大学人类学系教授哈维兰博士（Haviland，2002）说："人类学是研究任何地方、任何时代的人类的学科。"⑦ 可见，人类学是以研

---

① Helman, "Anthropology and Its Contributions". *Culture and Mental Health: A Comprehensive Textbook*. Hodder Arnold, 2007, 2-15.

② Csordas, "Cultural Phenomenology and Psychiatric Illness". *Re-Visioning Psychiatry: Cultural Phenomenology, Critical Neuroscience, and Global Mental Health*. Cambridge University Press, 2015, 137.

③ 基辛著：《文化·社会·个人》，甘华鸣、陈芳、甘黎明译，辽宁人民出版社，1988年，第1-7页。

④ 林惠祥著：《文化人类学》，商务印书馆，1991年，第3-8页。

⑤ 同上。

⑥ 同上。

⑦ 哈维兰著：《文化人类学》，翟铁鹏、张钰译，上海社会科学院出版社，2006年，第6页。

究人为目的的，它的研究范围包含了人本身及其所创造的各种文化。

人类学的分支学科 [1] 一般可分为：

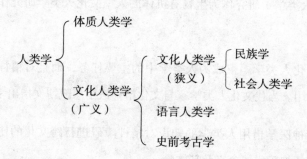

从美国人类学家基辛（Keesing，1976）提供的分类看，人类学可粗分
为体质人类学和文化人类学。体质人类学又称为人体学，主要研究人类的
体质特征和人类的起源。广义的文化人类学中，语言人类学是研究语言的
科学，主要研究部落民族中大量没有文字的语言及其相应的语法结构。史
前考古学又称为史前学，主要研究那些没有文字记载的时代，以探究人类
的遗迹和遗物为主要对象。例如，考古学家在欧洲和南非考古时发现，在
公元前 8000 年（属于新石器时代）就有凿开了洞的颅骨（图 1.1）。一些历
史学家推测，这很可能是当时的社会中有法术的人采用一种石制工具对那
些出现异常行为的人施行了"钻颅术"，以便使"邪恶的精灵"离开他们的
身躯，从而达到治疗"精神错乱"的目的。狭义的文化人类学中，民族学
主要研究部落民族的自然史以及各民族之间的历史联系，"是研究民族的学
问"。[2] 社会人类学（social anthropology），则主要研究人类社会与文化的
关系，它已取代民族学成为文化人类学的核心。

---

① 基辛著：《文化·社会·个人》，甘华鸣、陈芳、甘黎明译，辽宁人民出版社，1988
年，第 1–7 页。

② 拉德克利夫 – 布朗著：《社会人类学方法》，夏建中译，山东人民出版社，1988 年，
第 112 页。

由此看来，人类学家试图从生物学、语言学、考古学、民族学和社会文化等多个维度研究不同地域、不同时代的人。从广义上讲，体质人类学（也称生物人类学）研究作为生物有机体的人；文化人类学研究作为文化创造者的人。

研究文化人类学不仅成为人类学中的主要任务，而且对精神医学产生了一定的作用。当代文化人类学家与文化精神医学家凯博文指出：[①]

（1）精神医学借用人类学的知识对精神障碍进行跨文化的比较并探讨不同民族间精神障碍的含义及其体验；

（2）文化精神医学家、心理学家和精神医学人类学家共同提供了美国DSM-Ⅳ附录中的文化约束综合征；

（3）从世界范围看，精神医学的主流来自于北美和西欧，而文化人类学则促使精神医学关注非西方社会以及西方社会中的少数民族；

（4）文化人类学为精神医学的理论与实践提供了文化分析。这主要是采用相对主义的观点和定性的方法来理解患者的病痛与疾苦，从而有别于精神医学家普适主义的原则和定量的方法。

二、不同的文化定义

如前所述，文化的定义已有千余种，我们不可能也无必要逐个阐述，下面主要按照一些文化学派的代表人物所言加以介绍。

---

① Kleinman, "Why Psychiatry and Cultural Anthropology Still Need Each Other". *Psychiatry*, 2001, 64（1）: 14-16.

1. 古典进化学派的代表：泰勒

人类学之父、英国著名的人类学家泰勒（Edward Burnett Tylor，1832–1919）在他 1871 年出版的代表作《原始文化》一书中写道："文化或文明，就其广泛的民族学意义来说，乃是包括知识、信仰、艺术、道德、法律、习俗和任何人作为一名社会成员而获得的能力和习惯在内的复杂整体。"[1] 该定义用一种简洁的风格勾勒了文化的轮廓，被后来的许多学者广泛引用。美国社会学家彼得森将泰勒的定义进一步概括为规范、价值、信仰和表意象征符号。在泰勒的眼中，文化等同于文明。后来不少学者试图将文化与文明加以区分，但众说纷纭，莫衷一是。例如，有人认为文化是"人对自然的支配"，文明是"人对其自身的支配"；巴格比（Bagby，1963）认为文明"意指那些大规模的、复杂的、都市化的（通常是有文字的）文化。"[2] 斯宾格勒（Spengler，1921）则认为："文明是一种文化发展所达到的最外在、最不自然的状态。文明，即是文化。"[3] 换句话讲，斯宾格勒的意思是指文明在其相应文化的创造期过去之后的数千百年当中还能够存在。[4] 显而易见，对于文化与文明的区别目前在学术界尚未有非常令人信服的一致定论，有时还把文化与文明混用。可以说，在区分文化与文明的含义方面见仁见智。在 20 世纪德国社会学家埃利亚斯（Elias，1976）看来，文明一词本身的含义在英、法两国和德国之间就有很大的差异。英、法两国认为，文明是指对国家乃至人类进步所起作用的东西，德国则认为，文明是指"那些有用的东西，仅指次一等的价值，即那些包括人的外表和生活的表面

---

[1] 庄锡昌、顾晓鸣、顾云深等编：《多维视野中的文化理论》，浙江人民出版社，1987 年，第 99–100 页。

[2] 巴格比著：《文化：历史的投影》，夏克、李天纲、陈江岚译，上海人民出版社，1987 年，第 25–26 页。

[3] 斯宾格勒著：《西方的没落》，陈晓林译，黑龙江教育出版社，1988 年，第 29 页。

[4] 邓世安著：《西方文化的诊断者：史宾格勒》，台北允晨文化实业股份有限公司，1983 年，第 107 页。

现象"。① 因此，英国人、法国人喜好用"文明"展示他们的成就，德国人则宁愿用"文化"体现他们的价值。

由于泰勒在《原始文化》中进一步把人类的文化划分为前后衔接、逐步演化的蒙昧、野蛮和文明三个阶段，强调了人类文化从低级到高级的不断演化进程，因此，他成为古典进化学派的代表人物之一。

美国人类学家摩尔根（Lewis Morgan，1818–1881），于 1877 年出版了他毕生最重要的学术著作《古代社会》。他在书中指出，②（注二）不管东半球还是西半球，虽因自然资源有所不同而导致文化上有所差异，但总体均经过了相应级别的社会文化发展阶段，即低级蒙昧社会、中级蒙昧社会、高级蒙昧社会、低级野蛮社会、中级野蛮社会、高级野蛮社会、文明社会等七个文化发展阶段。

该学派的其他代表人物还有英国人类学家弗雷泽（James Frazer，1854–1941）。他于 1890 年出版了研究巫术和宗教的鸿篇巨制《金枝》，③ 对宗教与巫术之间做了明确的区分，并指出人类思想的发展经历了从巫术到宗教再到科学等三个阶段的过程，因而成为古典进化学派的代表人物之一，他的这部杰作也被视为人类学界的经典读物之一，并赢得"人类学百科全书"的美誉。

2. 传播论学派的代表：弗罗贝纽斯、格雷布奈尔和施米特

以莱奥 – 弗罗贝纽斯（Leo–Frobenius，1873–1938）、格雷布奈尔（Fritz

---

① 埃利亚斯著：《文明的进程》，王佩莉、袁志英译，上海译文出版社，2009 年，第 2 页。
② 摩尔根著：《古代社会》，杨东莼、马雍、马巨译，中央编译出版社，2007 年，第 3–13 页。
③ 弗雷泽著：《金枝》，徐育新、汪培基、张泽石译，汪培基校，中国民间文艺出版社，1987 年，第 1005–1009 页。

Graebner，1877-1934）和施米特（Wilhelm Schmidt，1868-1954）为代表。
他们把物理学上的概念"传播"（意指气体的扩散、液体的流动），应用到
人类文化领域，即文化现象意味着"通过各族之间的联系，即商业、掠
夺、人们的迁徙等的传布"。① 他们强调传播（diffusion）是文化发展的主
要因素，② 就是说，人类的文化是通过少数几个中心（主要是从古埃及）向
世界各地传播开来的。弗罗贝纽斯在他的《非洲文化的起源》一书中写道：
"每一种文化都是作为一种活生生的机体在发展，因此，它经历着诞生、童
年、成年和老年等各个时期，最后归于死亡。"③ 弗罗贝纽斯把文化看成是
不依赖于人的、活生生的、独立的机体。格雷布奈尔与安克曼（Bernhard
Ankermann）等学者并不赞同当时流行的一种观点，这种观点认为一些原
始人是"自然的"、没有文化的。格雷布奈尔等学者把社会中具有类似特征
的人群归类为"群"或者"文化圈"。有时，一些文化的相似性却见于彼此
遥远的社会。格雷布奈尔和安克曼认为，这种文化现象起源于同一个中心，
是通过所谓的"文化波"传播到其他地方去的。文化波或"文化层"是文
化传播的单位，有的"文化圈"彼此有重叠，便形成了"文化层"，它就如
同地质学家通过检验不同的岩石层重构地球的历史那样，对文化历史的发
展作出解释。在 1904 年德国柏林召开的人类学会议上，格雷布奈尔与安
克曼提出"文化圈"、"文化波"以及"文化层"的概念，得到了学术界
的认可。

施米特则进一步把"文化圈"分为原始文化圈（人类的采集阶段）、第
一级文化圈（人类的生产阶段）、第二级文化圈（人类的自由父权、母权

---

① 托卡列夫著：《外国民族学史》，汤正方译，中国社会科学出版社，1983 年，第 138
　页，第 143 页。
② 黄淑娉、龚佩华著：《文化人类学理论方法研究》，广东高等教育出版社，2004 年，
　第 58 页。
③ 同上。

制）、第三级文化圈（亚洲、欧洲和美洲古代的高级文化）。[1] 故此，该学派又有"文化圈学派"之称。

3. 批评学派或历史学派的代表：博厄斯及其弟子

无论是对进化学派还是对传播论学派都报以批评，并采取一种历史学的方法研究文化学的学派称之为批评学派或文化史学派，[2] 以德国籍犹太裔人博厄斯（Franz Boas，1858–1942）及其弟子为代表。博厄斯先在德国读书、工作，于 1886 年移居美国，后来被人们奉为美国人类学之父。博厄斯认为"每个文化集团都有自己独一无二的历史，这种历史一部分取决于社会集团特殊的内部发展，一部分取决于它所受到的外部影响"。[3] 并且，博厄斯认为，欧洲文化并不优于其他文化，每一种文化的构成有其自己的历史和独特的定位，文化并不是线性发展的，而是多元的。博厄斯的得意门生克鲁伯认为"文化是超遗传的。文化是经由学习而获得的。同时，每一个人都实行它，并多少会予以修改，而这些修改又会传之于后世，或者成为后人的记忆中的过去。促成人类文化的相互联系，并借以成为文化的主要动力的，是我们具有的符号的表现能力和言语的能力"。[4] 他甚至认为只有文化才能够决定一切，即文化决定论。博厄斯的另一个弟子威斯勒则认为，文化是社会集团或部落所表现的文化特质复合的总体，[5] 并进一步将文化由小（最小单位）到大依次分为文化特质、文化丛、文化型、文化带等单位。

---

① 托卡列夫著：《外国民族学史》，汤正方译，中国社会科学出版社，1983 年，第 138 页，第 143 页。

② 林惠祥著：《文化人类学》，商务印书馆，1991 年，第 40 页。

③ 托卡列夫著：《外国民族学史》，汤正方译，中国社会科学出版社，1983 年，第 263-264 页。

④ 黄维宪、宋光宇著：《文化形貌的导师克鲁伯》，台北允晨文化实业股份有限公司，1983 年，第 228 页。

⑤ 黄淑娉、龚佩华著：《文化人类学理论方法研究》，广东高等教育出版社，2004 年，第 188 页。

4．功能学派的代表：马林诺斯基和布朗

马林诺斯基不仅开启了人类学家必须亲身参与实地调查的方法，也给我们展示了他眼中的文化，他说："文化是包括一套工具及一套风俗——人体的或心灵的习惯，它们或直接或间接地满足人类需要。"[①]马林诺斯基所下的文化定义与泰勒的定义大体一致。不过，马林诺斯基强调的是，所有的文化制度最终的功能都是满足人们的生理和心理的需要，既是满足食物与生殖的需要，又是满足法律与教育、宗教与艺术的需要。并且，马林诺斯基研究了特罗布里恩群岛上的人们，他发现岛上的男孩敌对的是他的舅舅，而不是其父亲，从而挑战了弗洛伊德的俄狄浦斯情结。

该学派的另一位代表人物、英国人类学家拉德克利夫－布朗（Alfred Reginald Radcliffe–Brown，1881–1955）与马林诺斯基的观点相似，他认为一个社会的文化必然是长久存在的，它因内部各方面彼此相连而处于一种平衡、稳定的状态。他们都着重强调了一切文化都是具有功能的，[②]布朗说："新人类学把任何存续的文化都看成是一个整合的统一体或系统，其中的每个元素都有与整体相联系的确定功能。"[③]并且指出这种功能的作用在于维护社会的安定。他们的这种学术观点曾为殖民主义者对土著民族的统治提供了理论指导，主张对土著民族采取"间接管理"而不是"直接统治"以避免发生殖民主义危机。台湾学者宋光宇先生说："人类学原本就是英国为了能有效地统治殖民地所发展出来的一门功课，冀希透过对当地文化的了解，设计出一套有益于殖民地人们的政策"。[④]

---

① 马林诺斯基著：《文化论》，费孝通等译，中国民间文艺出版社，1987年，第14页。

② 黄淑娉、龚佩华著：《文化人类学理论方法研究》，广东高等教育出版社，2004年，第103页。

③ 拉德克利夫－布朗著：《社会人类学方法》，夏建中译，山东人民出版社，1988年，第60页。

④ 宋光宇著：《蛮荒的访客马林诺斯基》，台北允晨文化实业股份有限公司，1983年，第237页。

5. 文化与人格学派的代表：本尼迪克特和米德

博厄斯的女弟子，美国人类学家本尼迪克特（Ruth Benedict，1887-
1948）在她最具影响力的代表作《文化模式》一书中提出了文化的概念：
"一种文化就如同一个人，是一种或多或少一贯的思想和行动的模式。各
种文化都形成了各自的特征性目的，它们并不必然为其他类型的社会所共
有。"① 她强调文化的多样性和相对性。由于本尼迪克特关心的是，一种文
化中的极端行为，比如神游（注三）和昏厥症，可能被认为是异常的或无价
值的，而在另一种文化中则可能受到极大的尊重，因而使她成为文化相
对主义的代表之一。如前所述，这也是文化人类学家与精神医学家的侧
重点不同之所在，后者更关注学科的普适性问题。

当本尼迪克特深入美洲印第安人的居住地研究民俗和宗教时，她的师
妹米德则孤身前往南太平洋上的波利尼亚群岛，比较萨摩亚年轻女性与美
国年轻女性的差异。她认为，萨摩亚年轻女性的生活是悠闲自在、风平浪
静的，而不像美国年轻女性那样面临内心的冲突和压力。② 她信奉"文化
决定论"，印证了其导师博厄斯的假说，即对儿童和青少年不同的文化培育
方式将会产生不同的人格与行为，并与本尼迪克特等人一道开创了文化与
人格学派。该学派认为，文化不仅影响人们的世界观、价值观，也对人格
的形成和个人行为方式的表现产生作用。她们主要运用人种志的观察方
法，借鉴精神分析或学习论的观点来解释人格与文化。

例如，戈尔（1943）、拉·巴勒（1945）等人指出，③ 对日本儿童严格的

---

① 本尼迪克特著：《文化模式》，张燕、傅铿译，浙江人民出版社，1987 年，第
45 页。

② 米德著：《萨摩亚人的成年》，周晓虹、李姚军、刘婧译，商务印书馆，2008 年，第
133-155 页。

③ Favazza & Oman，"Overview：Foundations of Cultural Psychiatry"．*Am J
Psychiatry*，1978，135（3）：293-303.

排便训练引起了一种受压抑的狂怒，其结果使得日本人的国民性格多少带有狂热、傲慢、施虐与受虐、怀疑、谨小慎微等特征。日本精神医学家土居健郎（1971）创造了一个来自日本文化的名词："甘え"（amae 英文），意思是指对别人撒娇式的依赖感。他认为特别是在一些成年日本人中，往往存在着一种依赖权威人物（父母、配偶、老师或上司）的行为方式，这虽然隐含了不成熟的意思，但却表达了日本人之间一种爱的含义。

英克尔斯（1997）对美国国民性格的研究发现，[1] 美国人有以下性格特征：

（1）自立、自主和独立；

（2）与他人分享、志愿精神和邻里协作；

（3）信任别人；

（4）对新鲜事物持开放态度；

（5）反对权威；

（6）强调公平。

中国现代散文家、小说家林语堂先生（1895–1976）虽然不是人类学家，但他在其代表作《中国人》一书中敏锐地观察、准确地勾勒了中国人的性格特征：[2]

（1）稳健；

（2）单纯；

（3）酷爱自然；

（4）忍耐；

[1] Favazza, "The Psychiatric Scientist and the Psychoanalyst". *Kaplan & Sadock's Comprehensive Textbook of Psychiatry*, 8th edn. Lippincott Williams & Wilkins, 2005, 598–623.

[2] 林语堂著：《中国人》，郝志东、沈益洪译，学林出版社，2007 年，第 36 页。

（5）消极避世；

（6）超脱老猾；

（7）多生多育；

（8）勤劳；

（9）节俭；

（10）热爱家庭生活；

（11）和平主义；

（12）知足常乐；

（13）幽默滑稽；

（14）因循守旧；

（15）耽于声色。

在台湾文化人类学家李亦园、心理学家杨国枢的带领下（1972），一群学者包括社会学教授、哲学教授及精神医学教授，共同探讨了中国人的性格，发现中国人的性格特征为：尊重权威、倾向保守、依赖与顺从、礼让与谨慎、勤俭与忍耐、安分守己。或者说是："勤俭、刚毅、孝悌、变通、耻感文化、家族主义、笃信风水、明哲保身、好面子、功利性……几千年延续下来的这些性格特征已经深深植入了中国人的价值系统，在与现代文明的斡旋中，形成了一套看似充满了矛盾和悖论的游戏规则。"[1] 可以说，每一国家的国民性格无不带有其各自长此以往沉淀下来的核心价值观、行为准则与风俗习惯等文化烙印。显然，认真的德国人、浪漫的法国人与勤劳的中国人的认知特征、情感表达与行为方式还是有所区别的。

6. 新进化学派的代表：怀特

美国人类学家怀特（Leslie White，1900-1975）是新进化学派最重要的

---

[1] 李亦园、杨国枢主编：《中国人的性格》，江苏教育出版社，2006年，第64页，封底。

代表人物。他认为文化是人类创造的符号的总和。在怀特的重要著作《文化的科学》一书中，他向我们呈现了颇有创意的文化观：文化＝工具＋符号。[1]首先，人是会使用工具的动物，这有别于其他动物。其次，人有两类不同性质的行为，一种是非符号行为，如打哈欠、咳嗽、搔痒。这是与其他许多种动物所共有的；另一种是符号行为，如人凭借语言与别人交往，使用护身符忏悔自己的罪行、制定法律、奉行礼仪规范等等，这类行为只有人类才具有，从而有别于其他动物，它们是全部文化或文明的根基。此外，怀特还向我们呈现了带有"进化"的文化观：$C=E \times T$。其中，C 代表文化发展程度，E 代表年人均利用的能量，T 代表耗能过程中所使用的工具的质量与效率。[2]换言之，在其他因素保持不变的情况下，文化发展程度与所使用工具的效率成正比。例如，一个人砍柴的效率是与他所处时代（如旧石器时代、新石器时代、青铜、铁器时代等）的工具——斧头密不可分的。他由此提出了文化进化的能量说。斯图尔特（Julian Steward，1902—1972）也是新进化学派的代表人物，他开创了文化生态学的研究。他对美国内华达州中部与东部地区居住的肖肖尼人的研究表明，地处高原半沙漠地区，气候干燥缺水，物质资源稀少，在这样恶劣的生存环境下，形成了肖肖尼人简陋的技术能力、个体化的劳动与不太固定的社会群体的小型化，从而导致他们挣扎在生死线上。斯图尔特进而揭示了文化生态学的实质："是指文化与环境——包括技术、资源和劳动——之间存在着一种动态的、富有创造力的关系"。[3]

---

① 怀特著：《文化的科学》，沈原、黄克克、黄玲伊译，黄世积校，山东人民出版社，1988 年，第 34–35 页，第 40 页。

② 怀特著：《文化的科学》，沈原、黄克克、黄玲伊译，黄世积校，山东人民出版社，1988 年，第 350–375 页。

③ 墨菲著：《文化与社会人类学引论》，王卓君译，商务印书馆，2009 年，第 158–163 页。

怀特、斯图尔特不仅继承了摩尔根从低级到高级的文化进化说，还强调了文化发展的独立性或超生物性、超有机体性，尤其是在文化过程发展中的技术因素。所以，他们成为新进化学派的领军人物。

7. 精神分析学派的代表：弗洛伊德及其追随者

非常有趣的是，19、20世纪不仅人类学家、哲学家热衷于研究文化，精神医学家们也一起加入了这个行列。最有代表性的当属弗洛伊德（Sigmund Freud，1856–1939）创立的精神分析学派。非常荣幸的是，我们20世纪80年代初期的大学生，有机会读到弗洛伊德的经典著作如《梦的解析》和《精神分析引论》，为我们分析人性拓展了思路。尤其是他为我们揭示了人类精神深处的潜意识，揭示了俄狄浦斯情结（Oedipus complex）。在弗洛伊德看来，儿童早期（3–8岁），每个孩子都渴望从与自己异性的父亲或母亲身上得到性欲的满足，并怨恨、排斥与他同性的父亲或母亲。[1] 无论是原始的社会还是文明的社会都有乱伦的禁忌，因此，这些渴望便被深深地埋藏在人类的潜意识中。弗洛伊德认为，神经症患者出现的深深的罪恶感，也是受俄狄浦斯情结的影响。当然，对俄狄浦斯情结是否存在、是否带有文化的普适性以及是否是神经症的病因等问题，引起了不少的反对与争议。例如，马林诺斯基早在1923年就考察了非西方的母系特罗布里恩社会，他发现男孩子有愿意迎娶他的姐妹的欲望和杀死他舅舅的念头。马林诺斯基由此否定了俄狄浦斯情结在西方文化之外的普适性。

弗洛伊德于1913年出版的《图腾与禁忌》是一部研究原始各民族部落中的种种禁忌、图腾崇拜以及衍生出来的图腾社会的专著，与文化人类学有关。弗洛伊德在"关于文明、文化与现代人的问题"一节中写道："文明只不过是指人类对自然之防卫及人际关系之调整所积累而成的结果、制度

---

[1] 弗洛伊德著：《精神分析引论》，高觉敷译，商务印书馆，1984年，第253–270页。

等的总和。"① 弗洛伊德认为人类对性本能的压抑，可以为"文化"带来巨大的能量，即转移到热衷于追求知识、从事慈善事业和文学艺术的创作，从而起到社会能够接受并大大有利于文明的升华作用（sublimation）。弗洛伊德指出，莎士比亚的十四行诗、惠特曼的诗篇、柴可夫斯基的音乐以及普鲁斯特的小说等都有一些章节和片段流露了渴望同性恋的欲求。

例如，惠特曼在《草叶集》中写下这样的诗篇：

> 我们两个小伙子厮缠在一起，
>
> 彼此从来不分离，
>
> 在马路上走来走去，从南到北旅行不息，
>
> 精力充沛，挥着臂膀，抓着手指，
>
> 有恃无恐地吃着，喝着，睡觉，相爱……②

在西方绘画史中，19 世纪法国写实主义画家库尔贝在其名作《梦乡》中，很可能描绘了当时的女同性恋者在缠绵满足时的销魂状态（图 1.2）。

以研究"自卑情结"闻名的奥地利精神分析学家阿德勒（Alfred Adler，1870–1937）认为，人类的全部文化都是以自卑感为基础的，③自卑感本身不是变态的，它恰恰是人类社会发展的动因。德国精神分析学家弗洛姆（Erich Fromm，1900–1980）则认为人的本性、情欲和忧虑都是文化的产物。正是人类在生物学上的弱点，成为人类文化产生的条件。④显然，阿德勒、

---

① 弗洛伊德著：《图腾与禁忌》，杨庸一译，中国民间文艺出版社，1986 年，第 11 页。

② 惠特曼著：《草叶集》，楚图南、李野光译，人民文学出版社，1987 年，第 245 页。

③ 阿德勒著：《自卑与超越》，黄光国译，作家出版社，1986 年，第 50 页。

④ 弗洛姆著：《逃避自由》，陈学明译，周洪林校，工人出版社，1987 年，第 25 页，第 51 页。

弗洛姆等新弗洛伊德学派的文化观与他们的开山祖师弗洛伊德并不相同。

匈牙利精神分析学与人类学家罗海姆（Géza Róheim，1891–1953）则认为：“文化（文明）是人类超乎动物水平的一切总和。”它是以情欲、性爱为基础的，是一种“心理保护体系”。[①] 换言之，在一些经典弗洛伊德主义者看来，正由于人类性本能的升华，性满足的牺牲才使人类本身产生了科学、文学、艺术等一切文化活动，他们试图从性的根源寻找文化的起源与发展的动因。精神分析学的继承与发展者弗兰克尔（Frankl，2001）则认为，呈现社会性格的即为文化，“它代表了一种集体超我，赞成某些表达人们的心理需要和渴望的价值观。”[②]

以上我们对什么是文化做了一次历史性的巡礼，所能得出的共同结论是：

（1）文化的独有性：文化为人类所独有，它体现了人创造符号与运用符号的能力；

（2）文化的共享性和习得性：文化具有一定范围内的共享和一定程度上的习得，且这种文化的习得是通过濡化的方式获得的；

（3）文化的传播性：文化具有一定的传播特点，且随着全球化时代的到来以及互联网的普及，这种文化传播的速度有时非常迅速。

（4）文化的多样性和变化性：不同地域的文化有所不同，且原有文化并不刻板，会随着时代的变迁而变化。正如赫尔德所说[（注四）]：“埃及人、罗马人还有希腊人，不会在任何时代都保持不变。”[③]

---

① 托卡列夫著：《外国民族学史》，汤正方译，中国社会科学出版社，1983 年，第 205 页，第 208 页。

② 弗兰克尔著：《未知的自我》，刘翠玲译，石绍华、沈德灿审译，国际文化出版公司，2006 年，第 191 页。

③ 赫尔德著：《反纯粹理性》，张晓梅译，商务印书馆，2010 年，第 3 页。

虽然不同的学者或学派对文化的认识存在着见仁见智的看法，但英国文化研究的奠基者之一威廉斯（Raymond Williams，1921–1988）为我们梳理了三种相对独特的文化意义，值得借鉴：①

（1）艺术或智力活动上的文化，由人文学者研究。例如，德国哲学家、唯意志论的主要代表人物尼采在他的处女作《悲剧的诞生》一书中，从文化史和哲学层面对文化的起源与文化的分类进行了探讨；

（2）生活方式上的文化，由人类学家与社会学家研究。例如，马林诺斯基对特罗布里恩群岛、米德对波利尼亚群岛上的人们的生活方式的研究；

（3）发展意义上的文化，由历史学家研究。例如，英国历史学家汤因比（Arnold Joseph Toynbee，1889–1975）把人类 6000 年的文明史分为 26 个文明（分别是西方文明、两个东正教文明、伊朗文明、阿拉伯文明、印度文明、两个远东文明、希腊文明、叙利亚文明、古代印度文明、古代中国文明、米诺斯文明、苏美尔文明、赫梯文明、巴比伦文明、安地斯文明、墨西哥文明、于加丹文明、玛雅文明、埃及文明以及五个停滞了发展的文明）^{（注五）}，每一个文明都经历过起源、生长、衰落、解体乃至灭亡的五个阶段。在汤因比看来，文明犹如花一样，有发芽、绽放和凋零的过程。

---

① 鲍尔德温等著：《文化研究导论》，陶东风、和磊、王瑾等译，高等教育出版社，2004 年，第 3–8 页。

注　释

注一：克拉希谟（Ernst Kretschmer，1888–1964）：德国精神医学家。他把
人的体型划分为4种：矮胖型、瘦长型、运动型和发育异常型，并认为
躁郁症多见于矮胖型，精神分裂症多见于瘦长型，癫痫症多见于运动型。

注二：低级蒙昧社会：始于人类的幼稚时期，终于下一期的开始。

中级蒙昧社会：始于鱼类食物和用火知识的获得，终于下一期的开始。

高级蒙昧社会：始于弓箭的发明，终于下一期的开始。

低级野蛮社会：始于制陶术的发明，终于下一期的开始。

中级野蛮社会：东半球始于动物的饲养，西半球始于用灌溉法种植玉、
蜀、黍等农作物以及使用土坯和石头来从事建筑，终于下一期的开始。

高级野蛮社会：始于冶铁术的发明和铁器的使用，终于下一期的开始。

文明社会：始于标音字母的发明和文字的使用，直至今天。

注三：神游（trance），一种梦样状态，对周围环境的刺激的反应明显减退，
有意识障碍和遗忘。举例：王某，女，25岁，高中文化，未婚。表现为
近3年来有时无故外走，每次外走约半天左右，之后突然觉察到自己的
异常行为，便能及时回家。回家后她常常感到有些后怕，遂由其亲属带
来门诊咨询，在排除精神分裂症等其他精神障碍后，考虑其为神游。

注四：赫尔德（Johann Gottfried Herder，1744–1803）：德国思想家、作家。
他的基本思想是总体主义、民主主义和历史主义。赫尔德认为，人类的
历史是一个环环相扣的整体，同时，他形象地把人类历史的进程划分为
三个时期：（1）诗的时代：人类的童年时期；（2）散文的时代：人类的
青壮年时期；（3）哲学的时代：人类的成熟时期。不过他的思想也有矛
盾之处：一方面肯定其他民族的文化特点与成就，另一方面又非常看重
西欧的历史文化即"西欧中心论"。（参见斯塔夫里阿诺斯著：《全球通
史：1500年以前的世界》，吴象婴、梁赤民译，吴象婴校订，上海社会科
学院出版社，1988年，第26–28页。）

注五：两个东正教文明指俄罗斯和近东；两个远东文明指中国元朝中的一

段时间（公元 1280–1351）、清朝中的一段时间（公元 1644–1853）和日本的丰臣秀吉独裁、德川幕府的一段时间（公元 1597–1863）；古代印度文明指印度孔雀王朝（公元前 322–185）和笈多王朝（公元 390–475 左右），与印度文明有亲体关系。五个停滞了发展的文明指波利尼西亚文明、爱斯基摩文明、游牧文明、鄂图曼文明和斯巴达文明。（参见汤因比著：《历史研究》，曹未风等译，上海人民出版社，1966 年，第 452–475 页。）

第 2 章

文化的分类及其比较

　　大千世界，万千气象。这离不开自然界素有的
江河、山川、海洋、沙漠、陆地、天空，也有赖于
人类科技的昌盛以及不同文化的异彩纷呈。前面叙
述了不同学派的文化定义，使我们对文化有了一个
初步的认识。接下来将"趁热打铁"，谈谈文化的
分类与比较，以开拓我们的文化视野和提升我们的
人文素养。尤其是处于全球化时代，不同国家、地
域之间的国际交流、人际交往日趋频繁，于是对于
探索心灵的人们来说，了解不同单元的文化就显得
十分必要，能让我们从非常宏观的角度了解各自国
家、地域的精神文化风貌。记得精神医学家克雷丕
林说过："如果说人种特点反映在国家的宗教、风
俗习惯、精神文明与艺术成就、政治活动与历史发
展之中，那么，它一定也会反映在精神疾病的频率
与临床类型之中。"[①] 相反，鉴于这两者之间的一
些联系，精神卫生工作者也有必要了解不同国家、
民族的精神文化风貌。下面让我们透过历史文化的

---

① 克雷丕林著：《比较精神病学》，杨德森译，湖南医学院，1983 年，第 3 页。

视角来看待不同地域的文化特色。

一、文化的分类

1. 斯宾格勒的文化分类

德国历史学家斯宾格勒（Oswald Spengler，1880–1936）在其成名作《西方的没落》一书中不仅认为文化犹如橡树、松树一般，有其生（兴起）、老（老衰）、病（腐化）、死（没落）的过程，而且指出世界历史是由若干种各自独立的文化单元所构成的。[1] 斯宾格勒把这些文化单元划分为以下八种自成文化体系的不同单元：

（1）埃及文化

埃及位于非洲的东北部，由南向北川流不息的尼罗河纵贯其全境。埃及流传着"埃及就是尼罗河，尼罗河就是埃及的母亲"的谚语，意味着尼罗河就是埃及的母亲河，它缔造了灿烂夺目的古埃及文明。古埃及文明一般是指在尼罗河第一瀑布至三角洲地区，时间段为公元前5000年的塔萨文化到公元642年阿拉伯人征服埃及之间的历史。遗憾的是，古老的埃及文明在经历了数千年的风风雨雨后，终于在公元前332年遭受了它前所未有的灾难：法老王朝的覆灭。在随后几百年内它的象形文字逐渐消失，多神信仰也慢慢湮灭，"留给后人的只是那无法毁灭的一座座神殿的石头遗址……"[2]

如果说"路途"是埃及文化的基本象征，那么"石头"则展现其文化

---

[1] 斯宾格勒著：《西方的没落》，陈晓林译，黑龙江教育出版社，1988年，第20页，第135页。

[2] 沐涛、倪华强著：《失落的文明：埃及》，华东师范大学出版社，1999年，第147页。

的精髓。"秘密的路途，从尼罗河畔的大殿出发，经过甬道、厅堂、拱形宫殿、柱廊房间，越来越趋狭窄，直通到死者的居室"。[①] 埃及金字塔代表了其文化的精髓，按照精神分析学家弗兰克尔的观点，这些"巨大的机器"象征着古代人类对集体和个人灵魂不朽的追求，即石头是永存的，人类的精神也是不灭的。显然，人们为死去的人或值得纪念的事件而竖立的墓碑、石碑就包含着永恒的意义。当然，除了辉煌的金字塔，这里还有古老的木乃伊，它依然象征着永恒，正如当年的祭司这样吟诵："你活着；你永远活着。瞧！你再度而且永远年轻！"[②]

文化人类学的工作特点，要求既要从事理论性的钻研与思考，还要有机会去进行实地考察。我有缘前往埃及探访，从天空中鸟瞰，一条郁郁葱葱的绿茵带围绕着尼罗河贯穿于黄色的沙漠，壮美！在大地上仰望，更是被那宏伟壮观、历经沧桑的金字塔以及美轮美奂的狮身人面像所震撼（图 2.1）。在这里，我深深地领略到了古埃及人的永恒、不朽！

（2）巴比伦文化

位于西亚的幼发拉底和底格里斯两河流域。巴比伦文明又称美索不达米亚文明，意为两河之间的不达米亚平原所发展出来的文明。它"是距今6000 年到公元前 500 年两河流域一系列城市文明的总称"。[③] 巴比伦曾是古巴比伦王国与新巴比伦王国的首都（现位于伊拉克巴格达以南），始建于公元前 3000 年，在公元前 2000 年到公元前 1000 年间是西亚著名的商业和文化中心，缔造了被誉为世界七大奇迹之一的"空中花园"，创建了太阴历

---

① 斯宾格勒著：《西方的没落》，陈晓林译，黑龙江教育出版社，1988 年，第 20 页，第 135 页。

② 汤普森著：《埃及史：从原初时代至当下》，郭子林译，商务印书馆，2014 年，第 35 页。

③ 陈晓红、毛锐著：《失落的文明：巴比伦》，华东师范大学出版社，2001 年，第 1 页。

（根据月亮的盈亏制定）和星期制（即我们现在各国通用的一星期 7 天制），发明了 10 进位制、12 进位制和 60 进位制。公元前 539 年，波斯帝国的铁蹄踏上了这块土地后，把美索不达米亚并入波斯版图，自此，美索不达米亚文明在历经数千年的辉煌历史后逐渐消亡了，苍凉的沙漠淹没了美索不达米亚人创造的各种奇迹。

事实上，诞生于两河流域的美索不达米亚文明要早于尼罗河流域的古埃及文明，这里才是人类文明的摇篮，[①] 但它却成为引证斯宾格勒的文化"没落观"的不刊之论。

（3）印度文化

是指印度河 – 恒河流域涌现的一系列城市文明的统称。其地域包括现在的印度、巴基斯坦、阿富汗、孟加拉、斯里兰卡、尼泊尔和不丹等国在内的整个印度次大陆。"古印度文明的最大特色是它的宗教文化。"[②] 在佛教兴起之前，婆罗门教是印度古代主要信奉的多神教，约于公元前 7 世纪形成。它视《吠陀》（Veda，意为知识，是婆罗门教僧侣学问的总集或丛书，包括诗歌、礼仪和哲学[③]）为天书，尊奉梵天（创造之神）、毗湿奴（保护之神）和湿婆（毁灭之神）。它认为梵天、毗湿奴和湿婆三位一体，代表宇宙的创造、保护和毁灭三个方面。婆罗门教主张"吠陀"天启、祭祀万能、婆罗门至上三大纲领和善恶有因果、人生有轮回之说。公元前 6 世纪至公元前 5 世纪印度兴起佛教。佛教由印度王子悉达多创立，他创立佛教后被佛教徒尊称为释迦牟尼，意为"释迦族的圣人"。其基本教义有"四谛说"、

---

① 斯塔夫里阿诺斯著：《全球通史：1500 年以前的世界》，吴象婴、梁赤民译，吴象婴校订，上海社会科学院出版社，1988 年，第 105 页。

② 酉代锡、陈晓红著：《失落的文明：古印度》，华东师范大学出版社，2003 年，第 77 页。

③ 渥德尔著：《印度佛教史》，王世安译，商务印书馆，1987 年，第 25–26 页。

"五蕴说"和"十二因缘"等(注一)，后又有小乘佛教和大乘佛教之分。小乘
佛教意即"乘小车"，注重自我解脱，追求无余涅槃，不仅要断除贪欲、断
绝烦恼，还要捐身灭智（死后焚骨扬灰，不留痕迹），是以"多元论哲学"
为基础。大乘佛教意即"乘大车"，追求有余涅槃，强调普度众生，仅仅是
断除贪欲、断绝烦恼，肉身还在，是以"一元论哲学"①为见地。尽管佛教
目前已传播到世界各地，但主要仍在东亚和东南亚一带盛行。

我们虽非佛教信徒，但博大精深的佛教思想仍然值得借鉴，尤其是它
提倡的"悟"：我们这些凡夫俗子虽不能彻底地先知先觉、大彻大悟，但
有时也会几分觉悟，那是一种过人的智慧；它提倡的"空"：我们这些凡
夫俗子虽不会彻底地虚无，但有时也会几分看空，那是一种放下的力量。
可以说，窃认为，某种程度上的"悟"与"空"是精神健康不可或缺的重
要元素。

（4）中国文化

是以老子的"道"为代表，即"道可道，非常道"。②老子认为道是
天地万物存在的本原，世间一切皆由道生出。显然，斯宾格勒对中国文化
的评价有所片面。中国文化不仅受以老子、庄子为代表的道家思想的影响，
还深受以孔子、孟子为代表的儒家哲学③和印度佛教的影响，④即中国文化
传统深受"儒、释、道"三家文化的影响，其中以儒家文化为主导。儒家
文化强调积极"入世"的态度，以"刚健自强"和"重德育轻宗教"为基

---

① 舍尔巴茨基著：《大乘佛学》，宋立道译，中国社会科学出版社，1994 年，第 35 页。
② 许啸天编著：《老子》，成都古籍书店，1988 年，第 1–2 页。第一个道为名词，是指
  道路的意思，第二个道为动词，是指行走的意思。
③ 张岱年著：《文化与哲学》，教育科学出版社，1988 年，第 1–9 页。
④ 方立天著：《中国佛教与传统文化》，上海人民出版社，1988 年，第 1–8 页，第 117–
  141 页，第 264 页。

本精神。① 释家（即佛教）文化提倡消极的"出世"思想，"重解脱，重出离"。② 道家文化则侧重于"隐世"的境界，在政治上主张无为而治，在哲学上倾向于"重自然，重宇宙"。从中国的传统哲学来看，当代哲学家冯友兰认为，中国文化既是入世的，又是出世的，既注重各种人际关系和人事，又顺应事物和人的本性。实际上不少中国人尤其是知识分子的理想境界是以出世的精神，做入世的事情。

一位睿智的长者告诉我们，当他顺遂的时候多半运用儒家文化"修身、齐家、治国、平天下"；当他受挫的时候多半想到道家文化"祸兮福之所倚，福兮祸之所伏"；当他蒙难之际便会求助于佛教"菩萨保佑"。这就是中国人的圆融智慧。

（5）古希腊罗马文化

又称古典文化，包括古希腊、古罗马文化。起源于公元前 1200 年后的一段时间，延续到公元 476 年西罗马帝国的灭亡。其精髓为阿波罗式文化（注二），它代表着年轻与美、宁静与庄严。尤其是，古希腊人"特别易于感受细微而深刻的痛苦"（尼采语），流露了人的精神层面的痛苦。古希腊神话已成为西方文明的基柱之一，它讲述神的故事和英雄传说。神的故事包括天地的开辟、神的产生、神的宗谱、神的活动以及人类的起源等内容，尤其是讲述了奥林匹亚山上的主神宙斯及其周围男女众神的故事。英雄传说则是古希腊人对远古历史、社会生活以及人与自然作斗争等事件的回忆，传说中的英雄多半是神和人所生的后代，每个英雄都是特定的部落崇拜的对象。除了古希腊神话之外，古典文化还包括《荷马史诗》、《伊尼特》、《伯罗奔尼撒战争史》、《罗马史》和《自然史》等著

---

① 张岱年著：《中国文化与中国哲学》，东方出版社，1986 年，第 1-15 页。

② 方立天著：《中国佛教与传统文化》，上海人民出版社，1988 年，第 1-8 页，第 117-141 页，第 264 页。

作；各领域涌现了"悲剧之父"（埃斯库罗斯）、"喜剧之父"（阿里斯托芬）、"历史之父"（希罗多德）、"医学之父"（希波克拉底）等。此外，还有数学家毕达哥拉斯、欧几里得等，大哲学家苏格拉底、柏拉图、亚里士多德等，古希腊罗马雕塑与建筑，罗马人用的拉丁语等。正如恩格斯说："没有希腊文化和罗马帝国奠定的基础，就没有现代的欧洲。"如果说古希腊文化奠定了科学与民主思想的基石，那么，古罗马文化树立了法的精神。

作为精神医学的滥觞之地的古希腊，也是不少精神卫生工作者的朝圣之地。在希腊度假的日子里，我不仅被湛蓝色的爱琴海所吸引，更是陶醉在古希腊的神话之中。正如当代神话学家坎伯（Campbell，1986）所说，"神话告诉你在文学及艺术背后的东西，神话教导你认识自己的生活"，[1] 这句话与苏格拉底的"认识你自己"颇有相通之处。对自我的了解包括对精神状态的觉察也是精神健康不可或缺的重要元素。此外，但凡拜访希腊之人，如有机会多半会到柏拉图提及的圣托里尼岛上去观看那壮观的海景和神奇的落日。尤其是傍晚众人驻足于圣岛上的峭壁巉岩旁，看着那雄浑的"太阳神"慢慢西沉的时候（图 2.2），都会情不自禁地拍起手，大声欢呼……这时你会触动一种灵性、激发一种想象。亦如坎伯所说，"当你凝神注视日落或山崖之美而发出'啊'的赞叹时，你便融会在神性之中"，此刻你会感受到存在的"奇妙与完美"。[2] 当然，除了古希腊之外，古罗马文明亦显赫数百年。我在罗马不仅感受到其历史的厚重与沧桑，更是带着一种纠结的心情看待古罗马文明的象征——罗马竞技场（图 2.3），因为在其文明中流露着野蛮，在其欢乐中流露着恐惧，在其竞技场上更是流露着生与死的较量。

---

① 坎伯著：《神话的力量》，朱侃如译，立绪文化事业有限公司，2015 年，第 21 页。
② 同上，第 354 页。

（6）玛雅文化

以墨西哥东南部、危地马拉和洪都拉斯为中心的古代文化，也代表了美洲的古典文化。玛雅曾有过高度发达的农业、数学、天文学、历法、宗教仪礼以及神奇的预言等，这是在与亚洲、非洲和欧洲古代文明相互隔绝的条件下，中美洲印第安先民们独立创造出来的伟大文明。可惜的是，在公元 10 世纪后玛雅文化开始衰落，公元 16 世纪受西班牙殖民者的影响，之后神秘地"消失了"。[①] 从此，神秘的玛雅成为一种"失落的文明"。

本人曾有幸前往墨西哥开会（见第 4 章），稍微领略了一点玛雅文化，即玛雅文化中独特的"生死观"。无论是在墨西哥的博物馆，还是在当今的商店中仍摆放着一些面具脸（图 2.4）。其实，这些面具脸原本是在死者的脸部贴上玉石或贝壳之类的东西，象征着死者的永生不灭，因为死亡不是生命的终点，而是重生的起点。因此，死亡对于玛雅人来说，只是生命中周而复始的一个环节。显然，墨西哥的"亡灵节"很可能受其影响。与玛雅文化相反的是，在古希腊人看来，死亡是生命的可怕终结。

（7）伊斯兰教文化

又称马日型文化，以"洞穴"为基本象征，其洞穴之中亮光与黑暗的鲜明对照是马日型文化的精髓。伊斯兰教的创始人穆罕默德在 40 岁时，常到麦加郊外希拉山一个山洞里静居修行、沉思冥想[（注三）]。据说一天夜里，他声称在山洞里正当精神恍惚之际，接到了安拉通过天使吉卜利勒给他的启示，要他作为安拉在人间的"使者"、最后的"先知"，传播安拉的启示，自此开始了他的传教活动。追随穆罕默德的宗教的人被称为"穆斯林"（含有顺从之意）。目前，伊斯兰教与基督教、佛教并列为世界三大宗教，成为影响人类精神生活的重要载体。

---

① 林大雄著：《失落的文明：玛雅》，华东师范大学出版社，2001 年，第 4 页。

（8）西欧文化

这是与阿波罗式文化相对应的文化，大约出现于 10、11 世纪。[1]其精髓即为浮士德式文化[注四]。它代表善、光明、理性、创造力和不断进取的精神。在社会学家韦伯看来，正是这种理性的存在，为资本主义的诞生奠定了基础[注五]，涌现了西班牙、荷兰、英国、法国和德国等一大批资本主义国家。斯宾格勒认为，相对于古希腊、罗马悠闲自得的"慢板"文化，西欧文化表现了一种生动活泼的"快板"精神。如果说古典文化彰显了一种"静观的人生"态度，那么浮士德式文化则展现了一种"行动的人生"。如果说前者是以苏格拉底、柏拉图、亚里士多德等哲学家的"沉思"为代表，那么，后者则以哥伦布、麦哲伦等航海家的"探险"为象征。

西欧的旅行，不仅使我在意大利佛罗伦萨亲身感受到欧洲文艺复兴时期的璀璨夺目（图 2.5）[注六]，也让我在英国伯明翰领略到工业革命的发轫（图 2.6）。这些富有革命性的成果既传承古希腊罗马的文明，又极具突破性的创造。

2. 尼采的文化分类

德国哲学家尼采（Friedrich Nietzsche，1844–1900）在其重要的处女作《悲剧的诞生》中，把古代西方文化分为三种不同类型的文化：苏格拉底文化、艺术文化和悲剧文化。[2]

（1）苏格拉底文化：又称"亚历山大文化"，它以具有科学精神、最高认知能力的求知者为主，歌剧是其最好的艺术表现形式。在尼采看来，苏

---

[1] 巴格比著：《文化：历史的投影》，夏克、李天纲、陈江岚译，上海人民出版社，1987 年，第 199 页。

[2] 尼采著：《悲剧的诞生》，刘崎译，作家出版社，1986 年，第 1–17 页，第 96–100 页。另参见陈鼓应著：《尼采新论》，上海人民出版社，2006 年，第 45–52 页。

格拉底文化是一种盲目的乐观主义，是导致希腊的悲剧精神消失的关键因素之一。

（2）艺术文化：又称"希腊文化"。尼采认为，希腊人特别容易感受细微而又深刻的痛苦，或许，他们曾陷入佛家否定意志的危险之中，但艺术拯救了他们，透过艺术，他们重新获得了生命的意义。它以荷马的史诗为代表，体现了阿波罗精神，其对应的艺术形式为造型艺术与诗歌。

（3）悲剧文化：又称"婆罗门文化"。尼采认为，希腊人不仅具有象征梦幻、理想、理性和道德的阿波罗精神，同时也具有体现了现实、破坏、沉醉狂欢的狄奥尼索斯精神，其对应的艺术形式为音乐和舞蹈。尼采秉承了他的老师叔本华^{（注七）}的观点，强调音乐是意志的表现。这种既体现阿波罗精神又展示狄奥尼索斯精神且相互对立（分别代表理性与非理性）的艺术曾长期处于不协调的关系当中，"直到最后，由于希腊人意志活动的魔力，两者才合在一起，于是产生了希腊悲剧……"①

我认为，尼采这个人物不仅是从事西方哲学的工作者所要关注的，就是从事精神卫生工作的专家们也应该知晓，因为他洞察人性的本领是我们要借鉴的。

3. 米德的文化分类

美国人类学家米德（Margaret Mead，1901–1978）在其非常著名的小册子《文化与承诺》中，不仅向我们深刻地揭示了年轻的一代与年长的一代在行为方式、生活态度和价值观念等方面存在的差异、对立，甚至冲突，即家喻户晓的代沟（generation gap）问题，同时也将整个人类文化划分为

---

① 尼采著：《悲剧的诞生》，刘崎译，作家出版社，1986年，第1–17页，第96–100页。另参见陈鼓应著：《尼采新论》，上海人民出版社，2006年，第45–52页。

三种基本类型。①

（1）前喻文化：又称"老年文化"，是指晚辈主要向长辈学习。典型的前喻文化是孤陋寡闻的原始文化，这种文化存在于其成员的记忆之中，并在这里记载着以往的历史。它是数千年前或野蛮时代的人类社会的基本特征，具有世代性。

（2）并喻文化：又称"同喻文化"，是指晚辈和长辈的学习都发生在同辈人之间；全体成员以当时流行的行为模式作为自己的行为准则。这种文化出现在前喻文化崩溃之际，如那些占据着领导层的老年人遭受了巨大的灾难。伴随着新的科学技术的发展，长辈们不再是样样精通的行家里手；移民异地他乡；由于战争失败，被征服者被迫学习、接受征服者的文化等。在并喻文化形成的过程中，导致了代际冲突。在新的环境中，年轻一代所经历的一切不完全相同于甚至明显有别于他们的长辈，长辈抚育的方式已无法适应年轻人在新的环境中成长，于是，年轻一代便在他们的同龄伙伴中寻找自己效仿的榜样。并喻文化是一种过渡性质的文化。

（3）后喻文化：又称"青年文化"，是指长辈反过来向晚辈学习，由年轻一代将知识文化传递给他们的生活在世的前辈，代表未来的是晚辈，而不是长辈（父辈与祖辈）。这是基于科学技术的快速发展，长辈以往的经验及相应的文化观已不能适应现代社会发展的结果。例如，现在老年人对电脑和手机的使用一般不如其子女的水平，在这方面，往往体现了后喻文化的作用。

4. 霍夫斯泰德的文化分类

霍夫斯泰德（Greert Hofstede）是出生于荷兰并享誉世界的社会学家。

---

① 米德著：《文化与承诺》，周晓虹、周怡译，河北人民出版社，1987 年，第 1–101 页。

他的成名作《文化的效应》(1980)以及随后的《文化与组织：心理软件的力量》(1991)皆为他从事跨文化研究赢得了广泛的世界性声誉。他将国家文化（又称民族文化）划分为五个维度，引起了社会科学的同道乃至精神医学家的广泛关注。例如，在 2015 年由世界文化精神医学协会（WACP）主办的"第四届世界文化精神医学大会"上，现任世界精神医学协会（WPA）主席布拉格教授饶有兴趣地向精神科同道介绍了霍夫斯泰德的文化分类，下面加以简述。①

（1）权力距离维度：权力距离主要是指上下级之间的情感距离。霍夫斯泰德对 74 个国家和地区的研究发现，权力距离指数最高的 10 个国家依次是马来西亚、斯洛伐克、危地马拉、巴拿马、菲律宾、俄罗斯、罗马尼亚、塞尔维亚、苏里南和墨西哥。表明在这些国家中，下级非常依赖上级，且不敢直接反驳他们的上级。权力距离指数低的国家和地区则刚好相反。

（2）集体与个人主义维度：集体主义是指人们从出生起便逐渐融入一定的社会群体当中，呈现了紧密的人际关系；个人主义则注重个体的独立性，呈现了松散的人际关系。研究发现，个人主义指数最高的 10 个国家和地区依次是美国、澳大利亚、英国、加拿大、匈牙利、荷兰、新西兰、比利时（弗拉芒地区）、意大利和丹麦。并且，权力距离与个人主义呈现负相关，即权力距离指数高的国家，个人主义指数得分低，如危地马拉。

（3）阴柔与阳刚维度：阴柔是指人们更加注重人际关系和生存环境，以女性为主；阳刚是指人们更加自信和富有竞争性，以男性为主。霍夫斯泰德对 74 个国家和地区的研究发现，阳刚指数最高的 10 个国家和地区依次是斯洛伐克、日本、匈牙利、奥地利、委内瑞拉、瑞士（德语地区）、意

---

① 霍夫斯泰德等著：《文化与组织：心理软件的力量》，李原、孙健敏译，中国人民大学出版社，2010 年，第 43-253 页。

大利、墨西哥、爱尔兰和牙买加，并且，带有阳刚气质的文化的国家与其经济水平并不相关。

（4）不确定性规避维度：不确定性规避是指某种文化中的成员在面对难以确定的因素时产生的主观体验。霍夫斯泰德对 74 个国家和地区的研究发现，不确定性规避指数最高的 10 个国家和地区依次是希腊、葡萄牙、危地马拉、乌拉圭、比利时（弗拉芒地区）、马耳他、俄罗斯、萨尔瓦多、比利时（瓦隆地区）和波兰。研究还进一步发现，不确定性规避指数高的文化可能孕育出伟大的思想家，而不确定性规避指数低的文化则可能培养出实证性的科学家。例如，尽管德国与英国都属于西欧国家，同为日耳曼语系，但是德国的不确定性规避指数要高于英国（分别为 65 分与 35 分），因此，德国涌现了像康德、黑格尔和尼采这样的哲学大师，英国则出现了像牛顿、法拉第和达尔文之类的伟大科学家。

（5）长期与短期导向维度：长期导向是指培育和鼓励面向未来的文化，注重坚韧和节俭；短期导向是指培育和鼓励面向过去和当下的文化，注重传统和消费。霍夫斯泰德对 39 个国家和地区的研究发现，长期导向指数最高的 10 个国家和地区依次是中国大陆、中国香港、中国台湾、日本、越南、韩国、巴西、印度、泰国和匈牙利，并且，长期导向指数高与低的国家之间的明显差异是，前者的谦卑认可度高，后者的认可度低。霍夫斯泰德进而认为，随着 21 世纪东亚经济的不断增长，东方人的长期导向思维会影响世界其他国家的人们的思考方式。

5. 亨廷顿的文化分类

第二次世界大战落下帷幕不久，以美国为首的资本主义阵营与以苏联为首的社会主义阵营展开了长达近半个世纪的政治纷争、军备竞赛、经济与科技竞争、意识形态对立，即冷战。当苏联于 1991 年末解体之

时，也意味着冷战结束之日。在这样的世界格局下，美国政治学者亨廷顿
（Huntington，1996）认为，国际舞台上的冲突将不再以意识形态对抗为主，
而是不同文明（他将文明与文化混用）之间的冲突。为此，他对冷战后的
世界文明 / 文化进行了划分①，即：

（1）中华文化：至少可以追溯到公元前 1500 年的商朝，是以儒家文化
为主要思想，儒家文化是当代中国文化的"主流"。

（2）日本文化：虽然日本人承袭了中国古代的思想，但其文化是一个
有别于中华文化的独特文化。

（3）印度文化：至少可以追溯到公元前 1500 年，在南亚次大陆形成的
一个或多个文化。自公元前 1000 多年以来，印度教成为其文化的主要思想。

（4）伊斯兰文化：如前所述，伊斯兰文化兴起于公元 7 世纪的阿拉伯
半岛，主要传播于亚洲、非洲与东南欧洲，以西亚、北非、南亚及东南亚
最为盛行。

（5）东正教文化：以俄罗斯为中心，源自东罗马帝国的拜占庭文化。
它不仅传承了古希腊罗马文化，还兼收并蓄了早期基督教和古代东方的许
多文化，形成了独特的以东正教为主的文化体系。

（6）西方文化：可以追溯到公元 7-8 世纪，以基督教为主。当代西
方文化的主要特点是奉行个人主义、提倡市场经济和崇尚政治民主。

（7）拉丁美洲文化：虽然拉丁美洲文化是西方文明的后代，带有殖民
文化的烙印，但却有社团主义、独裁主义的特征，故而有别于真正意义上
的西方文化。

---

① 亨廷顿著：《文明的冲突与世界秩序的重建》，周琪、刘绯、张立平、王圆译，新华出
版社，2010 年，第 19-27 页。

（8）非洲文化：尽管大多数研究文化的学者认为，非洲文化在历史上
受到西方社会的殖民文化以及伊斯兰文化的影响，并不存在一个独特的非
洲文化，但目前非洲人的非洲认同感日益加强，因此，有可能在南非形成
一个独特的非洲文化。

显然，在亨廷顿看来，东西方国家之间的政治思想、意识形态之间的
冲突正在被不同文化体系的冲突，尤其是宗教冲突所取代。

二、文化的比较

文化人类学家和其他领域的学者不仅从宏观的视角给我们展示了不同
的文化单元、文化类型，也饶有兴趣地对不同的文化进行了比较。他们所
采用的比较文化的方法一般可分为通观式比较、局部式比较、衬托式比较、
批评式比较和融汇式比较。[1] 例如，在中国诗人、散文家徐志摩看来，德
国人"太机械"，法国人"太浪漫"，南欧人"太乱"，美国人"太陋"，显
然，这是诗人的一种感受式比较。[2] 下面介绍几位中外学者的文化比较。

1. 本尼迪克特的日美文化比较

"耻感文化"与"罪感文化"：本尼迪克特在她的另一部文化人类学名
著《菊与剑》中，[3] 把日本民族的特征高度概括为"好战而祥和、黩武而
美好、傲慢而尚礼、呆板而善变、驯服而倔强、忠贞而叛逆、勇敢而懦弱、
保守而喜新"，深刻地揭示了日本民族集体人格的温柔与刚毅、优雅与残
暴、克制与疯狂的矛盾性。同时，她进一步把日本人的文化称为"耻感文

---

[1] 吴森著：《比较哲学与文化》，台北东大图书公司印行，1978 年，第 12 页。

[2] 徐志摩著：《灵魂的自由》，中国青年出版社，2008 年，第 16 页。

[3] 本尼迪克特著：《菊与剑》，黄道琳译，光明日报出版社，1988 年，第 2 页，第 166-
170 页。

化"：依赖外在的强制力以达到善行的目的，是对他人的批评的反应。换句话说，当一个人由于被公开嘲笑、排斥或者自以为受到嘲笑时，耻感便油然而生。耻感在日本人的生活中占有非常重要的位置。耻感文化更关注外界别人的评价。本尼迪克特把美国人的文化称为"罪感文化"，它依赖于良心的启发、道德标准的教诲，更关注自我内心的审视。

2. 林语堂的中西文化比较

长期旅居国外、通晓中西文化的林语堂先生对中西文化的比较也颇感兴趣。他在《论中外的国民性》一文中指出："中国的文化是静的文化，西洋的文化是动的文化。中国主阴，外国主阳，中国主静，西洋主动。"[①] 并且，林语堂先生认为中国人的美德是静的美德，体现为宽柔尚文、知足常乐、和平敦厚，西洋人的美德是动的美德，体现为争夺尚武、希望乐观、进取不懈。中国人缺乏西洋人的"豪爽、雄心、改革热情、参与精神、冒险意识、英雄胆略"。[②] 我觉得林先生的看法不无道理。例如，虽然在中国历史上不乏冒险、探险之人，但总体看其冒险与探险难以与西方人等量齐观。

3. 许烺光的东西方 / 中美文化比较

出生于中国东北的美籍华人许烺光先生（Francis LK Hsu，1909–1999），对东西方 / 中美文化进行了深入的比较，提出了"心理社会稳态"说。[③] 他认为人是一个矩阵，在这个矩阵当中，每一个人都在寻求一个满意的水平来维持心理和人际的平衡，这种寻求过程就是心理社会稳态。许先生认为，

---

① 万平近编：《林语堂论中西文化》，上海社会科学院出版社，1989 年，第 43 页。

② 林语堂著：《中国人》，郝志东、沈益洪译，学林出版社，2007 年，第 46 页。

③ 马赛拉等著：《文化与自我》，九歌译，邢培明、黄龙校，江苏文艺出版社，1989 年，第 26–57 页。

中国人是在至高无上的亲属关系中进行调节，具有保守性；日本人是在拟
亲属关系——家族式结构中进行调节，具有一定程度上的开放性；西方人
则是在更为广泛的社会关系中进行调节，具有策动性。

美国历史是欧洲文化的延续。许先生在他的另一力作《美国人与中国
人：两种生活方式比较》一书中，对中美两国的艺术、两性、婚姻、抚育
儿童、英雄崇拜、宗教、政治和经济等领域的生活方式进行了饶有兴趣的
定性比较（见表 2-1 ）。[①]

表 2-1　中美文化的比较

领域	中国	美国
绘画 （1）反映以人为主题的题材	少见	多见
（2）突显人物的内心冲突	少见	多见
小说 （1）关注点	作为社会角色的人物所为	作为个体的人物所为、所想、所感
（2）对性的关注	不广泛	广泛
两性	顾及社会环境	以个人偏好为主
住宅 （1）高大的院墙	多见	少见
（2）室内私人空间	不注重	注重
父母与子女 （1）注重儿童的本身价值	不注重	注重
（2）注重子女的独立性	不注重	注重
学校 （1）自我表现	不注重	注重
（2）均衡发展	不注重	注重

---

① 许烺光著：《美国人与中国人：两种生活方式比较》，彭凯平、刘文静等译，华夏出版
　社，1989 年，第 16-347 页。

续表

领域	中国	美国
性格特征	以相互依赖的情境为中心	以自我依赖的个体为中心
婚姻 （1）父母参与的程度	大	小
（2）共同的兴趣和活动	少	多
阶层 （1）阶层的结构	≥ 1/2 为贫困阶层	≥ 4/5 为中产阶层
（2）阶层的观念	归因于群体	归因于个体
对成功后的态度：衣锦还乡	注重	不注重
对英雄的态度	敬畏和尊重	赞赏和渴望成为
宗教	多神教	一神教
工商业	不发达	发达
社会氛围中的个体差异	不鼓励	鼓励
自发的非亲属组织	缺乏	不缺乏

当然，这种比较仅为一家之说，且已事隔20余载。随着中国社会30多年的改革开放，其社会文化的变迁无不受西方思潮的冲击。如在注重培养学生的均衡能力方面，我国教育部也在国内部分城市的一些小学、幼儿园开始引进许烺光先生所提到的在美国早已开展的"做中学"，希望以此提升儿童的综合素质。又比如在中国的油画史中，[①] 随着1979年国门的开启，西方现代艺术对中国社会产生了不小的影响，中国艺术家也开始强调"个性意识"与"现代意识"，以人物为题材反映人的生存状态的绘画也逐渐增多，其中以罗中立的《父亲》为代表，表现"自我"、"生存"之类的主题，恐难再与美国有明显的差异。不过，许烺光先生以一个文化人类学家的独特眼光，为我们生动、有趣地展现了中美文化的差异，值得借鉴。

① 刘淳著：《中国油画史》，中国青年出版社，2005年，第224-321页。

关于东西方文化的根本差异，在学贯中西的哲学家吴森先生看来，西方文化主要体现在科学、法律和宗教方面，中国文化则凸显道德与艺术。同时他还指出："中西文化各有短长。我们不可以故步自封，亦不能妄自菲薄，应当集两者之所长来创造我们未来的文化。"[1] 他甚至认为，中国文化道德中所流露的"情"是治疗"世界人类精神疾病的良药"。[2]

---

[1] 吴森著：《比较哲学与文化》，台北东大图书公司印行，1978 年，第 2 页。

[2] 同上，第 52 页。

注 释

注一：谛为真理。

ⅰ.四谛说：四谛分别为苦谛（痛苦、苦恼之意）、集谛（造成人生痛苦的原因）、灭谛（消除人生痛苦的境界，即解脱）、道谛（实现解脱痛苦的途径和方法）。

ⅱ.五蕴说：佛教认为，人的本质是由五蕴（色、受、想、行、识）和合而成的集合体。蕴为聚积的意思。色指人的肉体；受是指由人的感官而生的苦、乐、喜、忧等情感、情绪；想是指人的理性活动；行是指人的意志行为；识是指能够统一前几种活动的意识。色是物质现象，受、想、行、识是精神现象。人是物质现象和精神现象的统一体。人是五蕴和合而生，五蕴分散则灭。故此，"人犹如流动不息的水流和自生自灭的火焰，并没有固定的实体存在"。由此来看，佛教所宣扬的人的本质是空。

ⅲ.十二因缘：包括无明、行、识、名色、六处、触、受、爱、取、有、生和老死。这十二个环节辗转感果，所以称为"因"；它们又互为条件，所以称为"缘"；合称就是"十二因缘"，其本质是说明芸芸众生生死流转的因果关系，它既是生命现象的总结，又是人生痛苦的原因。

注二：阿波罗是希腊神话中最高主神宙斯（主宰一切天象，尤其是雷电云雨，被称为"众神之父和万人之王"）的儿子，主管光明、青春、医药、畜牧、音乐、诗歌，并代表宙斯宣告神旨。

注三：伊斯兰教兴起于公元 7 世纪的阿拉伯半岛，其基本教义包括宗教信仰、宗教义务和善行。宗教信仰包括信安拉、信使者、信经典、信天使和信末日，宗教义务包括信仰表白、礼拜、斋戒、法定施舍和朝觐。

注四：浮士德来自于德国民间故事。浮士德出生于 1480 年，传说他通晓天文地理，懂得魔术，晚年生活贫困，死于 1540 年。故事描述的是浮士德与魔鬼订约，魔鬼答应可为浮士德服务 24 年，满足他的一切愿望，条件是浮士德必须放弃基督教信仰，把肉体和灵魂出卖给魔鬼。魔鬼引导浮

士德周游世界，使他获得了人类当时尚未获得的一切知识。魔鬼 24 年的
服务期满后，浮士德只剩下眼睛和几颗牙齿留在屋内，尸体则被抛在屋
外的粪堆上。从浮士德的言行中反映了欧洲文艺复兴时期探索宇宙奥秘、
追求知识的冒险精神。

注五：韦伯（Max Weber，1864–1920），德国社会学家，其代表作《新教伦
　　　理与资本主义精神》揭示了新教伦理是如何推动资本主义的诞生的。他
　　　把文化视为人类在世界的进程中所赋予的意图、意义。

注六：佛罗伦萨，意大利历史名城，意为花之城，是欧洲文艺复兴运动的
　　　发源地。我国诗人徐志摩将其译为翡冷翠。佛罗伦萨大教堂始建于 1296
　　　年，主体部分完成于 1462 年。它不仅带有哥特式建筑风格，还继承了古
　　　罗马建筑特色，以及运用科学的方法解决了巨大圆顶承重的问题，成为
　　　后来许多巨大圆顶建筑的典范。这也意味着欧洲文艺复兴运动既有传承，
　　　又有创新。

注七：叔本华（Arthur Schopenhauer，1788–1860），德国哲学家，唯意志
　　　论的创始人，其代表作《作为意志和表象的世界》中无不散发出悲观主
　　　义的思想："人的本质就在于他的意志有所追求，一个追求满足了又重新
　　　追求，如此永远不息。是的，人的幸福和顺遂仅仅是从愿望到满足，又
　　　从满足到愿望的迅速过渡；因为缺少满足就是痛苦，缺少新的愿望就是
　　　空洞的向往、沉闷、无聊。"所以，"人生是在痛苦和无聊之间像钟摆一
　　　样来回摆动着"。（参见叔本华著：《作为意志和表象的世界》，石冲白译，
　　　杨一之校，商务印书馆，1982 年，第 360 页，第 427 页）。叔本华的思想
　　　不仅影响了哲学家尼采的观点，也深刻影响了精神分析学家弗洛伊德和
　　　荣格的思想。

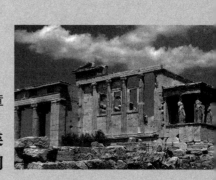

第 3 章

社会文化因素对人类
异常心理和行为的影响

　　莎士比亚在《错误的喜剧》中说道："我看你
们个个都有精神病"①，接着他在《仲夏夜之梦》中
又写道："疯子、情人和诗人，都是幻想的产儿。"②
可以想象在莎翁的心目中对"疯狂"大致会有自
己的判断。甚至在福柯看来，莎士比亚作品中的疯
狂无不与死亡、谋杀有关。当然，在我们精神科医
师的眼中并非个个都有精神病，否则，我们会犯下
一个严重的错误：职业偏见。不过，在这大千世界
中，人类的心理活动异常丰富、人类的行为千奇百
怪。那么，一些异常的心理活动和异常行为在多大
程度上属于精神障碍？又在多大程度上会受到社会
文化的显著影响？这些是我们所要了解的。下面，
首先从浩瀚的历史文化长河中简要了解不同领域对
人类的异常心理与异常行为的认识与理解。

---

① 莎士比亚著：《错误的喜剧》，见《莎士比亚全集》（2），朱生豪译，吴兴华校，
　　人民文学出版社，1988 年，第 64 页。
② 莎士比亚著：《仲夏夜之梦》，见《莎士比亚全集》（2），朱生豪译，方平校，人
　　民文学出版社，1988 年，第 352 页。

一、人类的异常心理与异常行为

1. 来自宗教和神话的记载

很久以前的人类历史就记载过人类的异常行为。不过，由于岁月的久远，这些浩如烟海的记载大多呈现为碎片化。据《旧约全书》的相关记载，公元前 10 世纪的以色列国王所罗门就有行为异常的表现：他时而处于兴奋状态—在大庭广众面前脱掉衣服，时而又处于忧郁状态。《旧约全书》中的另一个重要人物，巴比伦国王尼布甲尼撒则存在变兽妄想（lycanthropy，相信自己变成了狼或其他动物）。《但以理书》写道："有声音从天降下说，尼布甲尼撒王啊，有话对你说，你的王位要离开你了，你必被赶出离开世人，与野地的兽同居，吃草如牛，且要经过七期……当时，这话就应验在尼布甲尼撒的身上，他被赶出离开世人，吃草如牛，身被天露滴湿，头发长长，好像鹰毛，指甲长长，如同鸟爪。"①

《旧约全书》讲述了大力士参孙的故事。按照神的旨意，参孙出生后注定要成为以色列反抗非利士人的英雄，只是千万"不可用剃头刀剃他的头，因为这孩子一出娘胎就是拿细耳人，他必起首拯救以色列人脱离非利士人的手"。②大力士参孙一生都在反抗非利士人，可惜后来在参孙的相好女人大利拉的告密下，非利士人发现了参孙的致命弱点，并使他束手就擒。最后，参孙与他的敌人非利士人同归于尽。

有趣的是，阿兹居勒等（2001）分析发现，③按照美国 DSM- IV中反社会性人格障碍（antisocial personality disorder，ASPD）的症状标准，参孙在

① 《新旧约全书》，中国基督教、三自爱国运动委员会印发，1981 年，第 979 页。
② 《新旧约全书》，中国基督教、三自爱国运动委员会印发，1981 年，第 309-340 页。
③ Altschuler, Haroun, Ho, et al., "Did Samson Have Antisocial Personality Disorder?" *Arch Gen Psychiatry*, 2001, 58（2）: 202-203.

7个条目中就符合以下6个（有3个或以上条目便符合症状标准）条目：

（1）不遵守有关合法行为的社会准则；

（2）欺骗性，一再说谎；

（3）冲动性；

（4）易激惹和攻击性；

（5）不顾自己或他人的安全而轻举妄动；

（6）缺乏懊悔之心。

此外，据《圣经》记载，参孙15岁前就有品行障碍的表现，但没有显示他有精神分裂症或躁狂状态的表现。

如果说以犹太教－基督教作为西方传统文化的一大支柱，那么，古希腊罗马的古典主义则代表了西方传统文化的另一大支柱。其中，源自古希腊的《希腊神话故事》中也有许多关于行为异常的描述。赫拉克勒斯是主神宙斯与阿尔克墨涅所生的私生子，他力大无比，是希腊神话中的大英雄。他常被伴有攻击行为的抽搐所折磨，其疾病发作时的表现为双眼上翻、口吐白沫、狂暴，常攻击别人，然后倒地翻滚，最后进入深度睡眠。当他醒来后，却又遗忘。在他疾病发作时杀死过自己的孩子、兄弟的孩子以及忠诚的朋友。显然，3000多年前的《希腊神话故事》就准确地描绘了癫痫大发作时的临床表现。

埃阿斯是著名的特洛亚战争的参与者。《希腊神话故事》也记载了他的异常行为。埃阿斯与希腊另一名英雄奥德修斯为争夺铠甲而大打出手。后来，埃阿斯失去了理智，一路狂奔，错将羊群看成敌人，乱杀一气，"他抓住一头大绵羊，把它拖到营房里，绑在门柱上，然后挥起皮鞭，发狂般地对它抽打起来"。[1] 当他清醒过来后，才看清自己鞭打的是一头羊，

---

① 施瓦布著：《希腊神话故事》，丁伟译，陕西师范大学出版社，2007年，第403页。

于是恼羞成怒，拔剑自刎。这也是自杀学历史上常被引用的例子。按照当时古希腊的民间和医学上的观点，[1]埃阿斯很可能患有带有妄想性的忧郁症。

还有，《希腊神话故事》中俄狄浦斯"弑父娶母"的故事，成为精神分析学派揭示人类具有俄狄浦斯情结的佐证。俄狄浦斯的故事梗概如下。

俄狄浦斯原是底比斯王拉伊俄斯和王后伊俄卡斯特的儿子。在他出生以前，神灵曾对拉伊俄斯预言，拉伊俄斯如果想要一个孩子，便会实现，但这个儿子将会杀死拉伊俄斯。于是，底比斯王拉伊俄斯和王后伊俄卡斯特长期分居，但他们由于感情深厚，还是忍不住同床共寝。后来，伊俄卡斯特怀孕并生下一个男孩。当这个婴儿降生后，他们忽然想到了那个可怕的神灵预言，于是派人要把男婴遗弃到山里，但被派去的牧羊人很有同情心，把这个男婴转送到邻国科任托斯国。国王波吕波斯可怜这个弃婴，便像亲生儿子一样收留了他，并给他取名俄狄浦斯，意思为肿胀的脚。当俄狄浦斯长大成人后，有一天俄狄浦斯忽然获知了那个神灵预言："你会杀死你的父亲，你将娶你的生母为妻，并生下一群可恶的子孙。"[2]俄狄浦斯为摆脱命运的安排，只身出走。途中与不相识的人们为争道而发生口角，俄狄浦斯一怒之下，将一个老人打死，其实，这个老人便是他的亲生父亲——底比斯国王拉伊俄斯。后来，俄狄浦斯辗转来到底比斯国。当时，底比斯国出现了一个怪物：斯芬克斯（图 2.1）。如果人们猜不出她的谜语（注一），就会被她吃掉。俄狄浦斯猜出了她的谜语，为底比斯人解除了灾难，因而，被底比斯人推举为新国王，并娶拉伊俄斯的遗孀伊俄卡斯特为妻。其实，这

---

[1] Simon, *Mind and Madness in Ancient Greece : The Classical Roots of Modern Psychiatry.* Cornell University Press, 1978, 126.

[2] 施瓦布著：《希腊神话故事》，丁伟译，陕西师范大学出版社，2007 年，第 243-263 页。

个女人便是他的亲生母亲——伊俄卡斯特。"弑父娶母"的神灵预言应验
了。婚后，伊俄卡斯特还为俄狄浦斯生了 4 个孩子。后来，真相大白后，
俄狄浦斯的母亲羞愧万分上吊自杀，俄狄浦斯本人亦因悔恨而戳瞎自己的
双眼，到处流浪，受尽折磨。

数千年后的弗洛伊德从这个希腊悲剧中构建了心理学上无人不晓的
"俄狄浦斯情结"。依照弗洛伊德的观点，"俄狄浦斯情结"在"神经病的精
神分析的解释中已占有很重要的地位"。①

此外，在著名的荷马史诗《奥德赛》中也有"亲爱的好奶妈，想必是
神明使你变糊涂"、②"酒醉乱心灵"③等不少关于疯狂的话题。

2. 来自哲学的观点

继神话和宗教对万事万物产生认识、理解之后，作为"爱智慧"的哲
学开始粉墨登场。西方哲学的奠基者、古希腊哲学家苏格拉底（Socrates，
公元前 469– 前 399）非常看重德尔斐神殿上镌刻的名言："认识你自己。"
因为苏格拉底深刻懂得洞察自己的重要性。洞察自己是一种人格自知力。
可以说，在西方社会，苏格拉底首次试图理解人类行为，以及探寻人类行
为背后的动机与理由。当然，在精神医学中，自知力也非常重要，它是一
种疾病自知力（注二），即对生活的现实检验能力。临床经验告诉我们，大多
数精神障碍患者的现实检验能力受损。

苏格拉底之后，柏拉图（Plato，公元前 427– 前 347）及其弟子亚里士
多德都是古希腊著名的哲学家，对古代、中古和近代西方哲学都极具影响

---

① 弗洛伊德著：《精神分析引论》，高觉敷译，商务印书馆，1984 年，第 262 页。
② 荷马著：《荷马史诗·奥德赛》，王焕生译，人民文学出版社，1997 年，第 423 页。
③ 同上，第 354 页。

力。柏拉图认为"灵魂永远在运动"，①它的本质是自动，是永恒不朽的，进而他把灵魂分为三个部分：欲望（如食欲、性欲的来源）、灵性（如生气、勇气的来源）和理性（如知识、思想的来源）。柏拉图认为灵魂的疾病是由于各种人格特质的不和谐或者对存在的忽略。柏拉图在其对话《斐德罗篇》中对疯狂有详尽的描述。他认为疯狂有两类，一类是平常的、凡俗的疯狂，"由于人的疾病而产生"；②另一类是神圣的来源于神灵影响的疯狂。有趣的是，柏拉图进而又把神圣的疯狂划分为四种，这些疯狂会受到不同神灵的干预。

（1）预言式疯狂。这是一种非常少见的、暂时性的疯狂。这种类型的疯狂者具有与神灵沟通的阵发性热情。它来源于具有预言能力的太阳神阿波罗。

（2）仪式式疯狂。这是一种在宗教仪式中不受本能需求影响的疯狂。这些疯狂者随着音乐的伴奏在放纵的舞蹈中发作，具有宣泄的作用。它来源于酒神和欢乐之神狄奥尼索斯。

（3）诗歌式疯狂。这是一种来自灵感的附体，也就是说，是一种神赐予艺术家的创作灵感。它来源于文艺女神缪斯。

（4）色情式疯狂。这是一种与人类男女性爱有关的疯狂，它来源于爱情女神阿佛洛狄忒和小爱神厄洛斯（注三）。

关于疯狂，在柏拉图看来，如果它是神灵带来的，则要远胜于"人为的理智清醒"。③在这里，我们感觉到了"天才与疯狂"的某些联系。

---

① 泰勒著：《柏拉图——生平及其著作》，谢随知等译，山东人民出版社，1991年，第435页。

② 柏拉图著：《柏拉图全集》，第2卷，王晓朝译，人民出版社，2003年，第134-204页。

③ 同上。

关于精神健康，在柏拉图看来，好的精神状态意味着良好智力与良好品格的结合，这与当今的人们对心理健康的认识相去不远。可以说，以上这些是柏拉图对疯狂与心理健康的最早认识之一。

亚里士多德（Aristotle，公元前 384- 前 322）不仅是位"最博学的人"，也被视为"现代心理学的远祖"。他认为灵魂即生命、精神，"是潜在地具有生命的一个自然物体的原始实现，而这个自然物体则必须是具有官能的"。[①]与其老师柏拉图不同的是，亚氏认为灵魂与其物身同生同死，而非永恒不朽。并且，他把全生物界放入一个具有三个不同等级的灵魂体系之中。

（1）营养灵魂。又称植物灵魂，为草木虫鱼鸟兽等一切生物所具备，有生存与生殖的功能。亦称"欲望灵魂"。

（2）感觉灵魂。又称动物灵魂，为一切动物所具备，有执行动物的感觉与运动的功能。

（3）理知灵魂。又称思想灵魂，为人类所独有，有思想、计算和审议的功能。它位于心脏之中。

亚里士多德认为灵魂有三种状态：感情、能力与品质。[②]疯狂来自与人性相对的兽性，是一种极端的、病态的品质。在他看来，大艺术家、哲学家、作家和政治家比常人易患忧郁症（体内黑胆汁过多）。在精神健康方面，亚里士多德的导师柏拉图强调"灵魂的和谐"，亚里士多德则注重"情绪的平衡"。如果说，柏拉图主张用"音乐来陶冶心灵"，[③]那么，亚里士多

---

① 亚里士多德著：《灵魂论及其他》，吴寿彭译，商务印书馆，1999 年，第 1-34 页，第 86 页。

② 亚里士多德著：《尼各马可伦理学》，廖申白译注，商务印书馆，2003 年，第 42-45 页，第 203-205 页。

③ 柏拉图著：《理想国》，郭斌和、张竹明译，商务印书馆，1986 年，第 70 页。

德则使用欣赏悲剧来"宣泄情感"。① 这些聆听音乐、欣赏悲剧的观点成为日后音乐治疗、戏剧治疗的雏形。

康德（Immanuel Kant，1724–1804）不仅是德国古典哲学的奠基人，也是西方社会启蒙运动的代表人物之一（注四）。他的"三大批判"即《纯粹理性批判》（1781）、《实践理性批判》（1788）和《判断力批判》（1790）构筑了自己的哲学体系。他的著作告诉世人，我们能知道些什么、我们应该怎样做、我们可以抱有什么希望。康德不仅是近代西方哲学史中颇为重要的代表人物，影响了后来的费希特、谢林、黑格尔和叔本华等众多哲学家，同时对精神错乱也有研究。他在《实用人类学》中把精神错乱划分为以下四种：②

（1）错乱型：精神错乱者的言语错乱，别人无法理解。这种错乱属一种骚乱。

（2）多疑型：精神错乱者的敏感多疑，这种错乱是有条理的。

（3）狂想型：精神错乱者的错误判断力，伴有夸大的成分。这种错乱虽有条理，但为片断。

（4）痴迷型：精神错乱者的自我封闭，也有夸大的成分，他们很少会出现暴力。这种错乱是系统的。

可以看出，这些哲学家并不真正对精神错乱者的治疗感兴趣，而是运用自己的哲学智慧看待他们，阐明自己的哲学思想。

康德之后的一些德国哲学家如叔本华、尼采等都对人类异常的心理活动进行过探索，甚至还出现了兼具精神医学家的哲学家雅斯贝尔斯。雅斯

---

① 亚里士多德著：《诗学》，罗念生译，人民文学出版社，1962 年，第 18–24 页。
② 康德著：《实用人类学》，邓晓芒译，重庆出版社，1987 年，第 103–109 页。

贝尔斯曾在德国海德堡大学教授精神医学与哲学，他对精神病理学（又称症状学）的贡献迄今为止仍无人能出其右。记得北京大学许又新教授在国内出版过《精神病理学》一书，对国内精神科同道产生一定的影响，就连他自己也坦言："在精神病理学里，雅斯贝尔斯的书就是我的蓝本。"[1] 当然，对疯癫颇感兴趣的还有当代法国哲学家福柯。不过，这些讨论并非本书所能胜任，尚需另作它述。正如雅斯贝尔斯告诉我们："尽管精神科医生自己不想背上哲学的负担……但是若撇开哲学，对精神医学将是灾难性的。"[2]

3. 来自医学的认识

意大利著名的医史家卡斯蒂廖尼（Castiglioni，1947）告诉我们："医学的历史已经是很长很复杂的了。"[3] 的确如此，从美索不达米亚文明中就孕育了各种医学概念。遗憾的是，我们对其确切的医学记载知之甚少。相对而言，我们对古埃及医学史倒有几分了解。在记录古埃及医学史的一些医学纸草文中，例如史密斯纸草文就首次记录了关于脑的故事，[4] 康纸草文中认为癔症是一种妇科病，即是妇女的子宫处在一种"饥饿"状态或"游走"状态，可以使用带香味的物质熏蒸其阴部。[5] 还有，古埃及人对精神错乱的看法，并未带有明显的病耻感。显然，古埃及人认为癔症是一种妇科病的观点明显早于古希腊的希波克拉底。说到古希腊医学以及精神医学，则必然要提及希波克拉底（Hippocrates，公元前 460- 前 377）这位非常杰出的"医学之父"。他降生在一个医学家庭，从小便受到父亲的医学教育的

---

[1] 许又新著：《精神病理学》，湖南科学技术出版社，1993 年，第 4 页。

[2] Jaspers, General Psychopathology, Volume Two. The Johns Hopkins University Press, 1997, 769.

[3] 卡斯蒂廖尼著：《医学史》，程之范主译，广西师范大学出版社，2003 年，第 5 页。

[4] 卡斯蒂廖尼著：《医学史》，程之范主译，广西师范大学出版社，2003 年，第 43 页。

[5] Okasha, "Mental Health in Egypt". *Isr J Psychiatry Relat Sci*, 2005, 42（2）：116–125.

熏陶，之后在希腊各地到处行医。在继承前人智慧的基础上，希波克拉底及其学派认为，人体内有四种重要的体液，分别是血液，代表热；黏液，代表冷；黄胆汁，代表干；黑胆汁，代表湿；相应地出现四种明显的性格特征：多血质、黏液质、胆汁质和忧郁质。他们认为，精神错乱的原因主要是人体内这四种体液的紊乱或者不平衡。例如，黑胆汁过多会导致忧郁症或忧郁质。同时，希波克拉底首次将精神错乱划分为忧郁症、躁狂症和偏执狂，也不认为癫痫是一种"神圣的疾病"，而是一种脑部疾病。[1]继古希腊之后，古罗马帝国著名的医学家盖伦（Claudius Galen，129-200），不仅继承了希波克拉底的"体液说"，还认为如果人们不能控制自己的激情，也会导致精神错乱。此外，与盖伦同时代的卡帕多锡阿的阿勒特斯（Aretaeus）首次把躁狂症和忧郁症视为一种疾病，他说道："事实上，躁狂症的发展是疾病（忧郁症）的恶化，而非变成另一种疾病。"[2]同时他还认为并非所有的精神错乱者皆出现智力上的缺陷。

从古希腊罗马医学的角度总体上看，当时治疗精神错乱主要有放血疗法、发热疗法、导泻疗法、水疗法、注意饮食和体育锻炼等多种方法。当然，从历史和地域看，古希腊罗马医学很可能受到古埃及医学和巴比伦医学的影响，但影响程度究竟有多大，目前还不得而知。

4. 来自小说和戏剧的描绘

在运用科学的方法研究人类的异常心理、异常行为以前，一些杰出的文学家根据他们对人性的理解，为我们深刻、准确、细腻地描述了人类异常的心理活动与行为表现。考虑到本书的结构，下面仅介绍几位与病理心

[1] Porter, *Madness : A Brief History.* Oxford University Press, 2002, 10-16.
[2] Marneros & Goodwin, *Bipolar Disorders : Mixed States, Rapid-Cycling, and Atypical Forms.* Cambridge University Press, 2005, 6.

理学有关的作家，可以说这只是浩瀚的文学史上的"冰山一角"。

莎士比亚（William Shakespeare，1564—1616）是英国文艺复兴时期伟大的戏剧家和诗人。这位世界文坛的巨人，不仅著述丰盛——37 部戏剧、154 首十四行和两首长诗，更重要的是他擅长描绘人物的内心冲突，因而赢得了"文学上最伟大的'精神病理学家'"[①] 和"人类情感上的精神医学家"等美誉。[②] 他著名的四大悲剧《哈姆莱特》、《奥赛罗》、《李尔王》和《麦克白》为我们深刻揭示了人物的内心冲突。按照弗洛伊德的分析，莎士比亚的《哈姆莱特》就是俄狄浦斯情结的再现。弗洛伊德分析道："由两个不同的场合，我们可以看到哈姆莱特的表现：一次是在盛怒之下，他刺死了躲在挂毡后的偷听者；另一次是他故意地甚至富有技巧且毫不犹豫地杀死了两位谋害他的朝臣。然而，为什么他却对父王的鬼魂所吩咐的工作却犹豫不前呢？唯一的解释便是这件工作具有某种特殊的性质。哈姆莱特能够做所有的事，但却对一位杀掉他父亲并且篡夺其王位、夺其母后的人无能为力——那是因为这人所做的事正是他自己已经被压抑良久的童年欲望。于是对仇人的恨意被良心的自责所取代，因为良心告诉他，自己其实比这弑父娶母的凶手好不了多少。"[③] 此外，哈姆莱特的语言充满了人生哲理，甚至是蕴藏着心理治疗的思想。他说："世上的事情本来没有善恶，都是各人的思想把他们分别出来的。"[④] 这种话显示了认知疗法的思想雏形：问题不在于事实，而在于人们对事实的看法。

---

① Bolwig, "Psychiatry and the Humanities". *Acta Psychiatr Sand*, 2006, 114（6）: 381–383.

② Burlingame, *Shakespeare Psychiatry*. Kessinger Publishing, 1944, 1–2.

③ 弗洛伊德著：《梦的解析》，赖其万、符传孝译，中国民间文艺出版社，1986 年，第191 页。

④ 莎士比亚著：《哈姆莱特》，见《莎士比亚全集》（9），朱生豪译，吴兴华校，人民文学出版社，1988 年，第 47 页。

莎士比亚在其戏剧《奥赛罗》中，描述了威尼斯贵族的女儿苔丝狄蒙娜与威尼斯大将、摩尔人奥赛罗的爱情的悲剧故事。奥赛罗是一个屡建战功的英雄，为人正直、善良。为了爱情，他敢于冲破封建势力的阻挠、破除种族的偏见，终于和天真、美丽、善良的苔丝狄蒙娜结为夫妻。不幸的是，奥赛罗轻信了小人伊阿古的谗言，相信妻子对自己的不忠，嫉妒心油然而生，最后将她杀死。后来真相大白，奥赛罗知道自己误杀了对自己忠贞不渝的妻子，悔恨自刎。由于莎士比亚对奥赛罗的轻信和嫉妒心理的深刻描绘，精神医学界把精神障碍患者出现的嫉妒妄想称之为奥赛罗综合征，用于描述那些毫无事实根据但又相信自己的配偶不忠、有外遇的精神症状群。

莎士比亚在另一部悲剧《麦克白》中，描写了苏格兰大将麦克白受野心的驱使，与妻子合谋杀死了仁慈的国王邓肯。之后，麦克白夫人出现了梦游症：她从床上爬起来，披上睡衣，打开柜橱的锁，拿出信纸，在上面写字，然后又把信封好，再回到床上。在这段时间里，她始终处于熟睡状态。接着，莎翁描绘了麦克白夫人反复洗手的强迫性动作。麦克白夫人的侍女向医生说：“这是她的一个惯常的动作，好像在洗手似的。我曾经看见她这样擦了足有一刻钟的时间。”①这种动作似乎要洗刷掉她自己的罪恶。

2016 年是莎士比亚逝世 400 周年。现在重读他的皇皇巨著，依然可以从其字里行间中感受到——有关精神疾患与精神健康的故事。②我认为，精神卫生工作者除了掌握本专业知识以外，还要了解其他领域中探讨人性的丰富知识。例如，莫扎特的音乐、梵高的绘画以及莎士比亚的戏剧等等，

---

① 莎士比亚著：《麦克白》，见《莎士比亚全集》（8），朱生豪译，方平校，人民文学出版社，1988 年，第 379 页。

② 李洁著："从莎士比亚眼中审视：精神疾患与精神健康"，《精神医学杂志》，2016，29（4）：302-304。

皆能帮助我们"解读"心灵，避免"沦落"为凯博文所说的"最为狭窄的
精神药理学工作者"。[1]

陀思妥耶夫斯基（Fyodor Dostoevsky，1821—1881）是 19 世纪俄国著名
的作家，创作了《罪与罚》等世界名著，其敏锐、深刻的心理领悟力极大
地影响了 20 世纪的小说创作，甚至被现代派作家奉为鼻祖。他在小说《白
痴》中为我们深刻描绘了梅诗金公爵在癫痫大发作前出现的一种独特的、
神秘的欣喜若狂感和对生命的领悟感。这种表现是梅诗金在全面性强直阵
挛发作前的先兆：具有复杂症状的部分发作中的喜悦发作，一种充满欢乐
的体验，严重时可达销魂状态。[2]

谷崎润一郎（1886—1965）是日本小说家，擅长于变态性心理的描写。
在他的短篇小说《富美子的脚》中，细腻地描写了主人公封翁老人和美术
学校青年学生宇之吉如何赏玩、眷念封翁的小妾富美子那双白嫩、纤细、
柔滑的美足，甚至到封翁弥留之际，"富美子用棉花一样的东西浸了牛乳或
肉汁，用她的脚趾夹了送到他嘴里去时，他还能像贪食一样舔食"。[3] 谷崎
润一郎为我们提供了性偏好障碍恋足癖的典型案例。

又如，法国作家大仲马（1802—1870）在其《基度山伯爵》中，为我们
生动地描述了弗兰士在食用大麻精之后的身体与心理变化："他的身体里面
起了一种奇异的变化。白天肉体上的一切疲劳、傍晚脑子里被事态所引起
的一切焦虑，都一起消失了，正像人们刚才入寐，而仍自知快要熟睡的时

[1] Kirmayer, Lemelson, Cummings, *Re-Visioning Psychiatry：Cultural Phenomenology，Critical Neuroscience，and Global Mental Health.* Cambridge University Press, 2015, ⅹⅶ.

[2] 李洁著："俄国作家陀思妥耶夫斯基"，《神经疾病与精神卫生》，2006，6（3）：240-241。

[3] 谷崎润一郎著："富美子的脚"，沈端先译，《小说月报》，1928 年，第 19 卷（3）：408-423。

候一样。他的身体似乎轻飘飘的像空气一样，他的知觉变得非常敏捷，他的感官似乎增强了一倍力量。地平线不断地扩大，这不是他在睡觉以前所看到的那种在上空翱翔着一种漠然的、恐怖的、阴郁的地平线，而是一种蓝色的、透明的、无边无际的地平线，弥漫着海的全部蔚蓝、太阳的全部光辉，和夏季微风的芬芳……"①

在人类的历史长河中，浩如烟海的文学作品给我们提供了大量描写人类的异常心理活动、异常行为的题材，尤其是在描写人物的内心体验与内心冲突方面远比病历记载更为深刻，这为我们全面、深入了解人类的异常心理活动或行为提供了非常有益的帮助。这就是为什么著名的《牛津精神医学教科书》在其第1版（1983）到第6版（2012）中，开宗明义便告诉医学生"精神科医师需要两种明显不同的能力，一种是通过采集病史和精神检查客观、准确地收集临床资料，进而使用系统、平衡的方法组织和交流资料的能力；另一种是把每一个病人视为个体的直觉领悟力"。② 与其说文学家、艺术家为我们生动地描述、深刻地揭示了精神异常者的内心活动，不如说他们帮助"开启"了我们的直觉领悟力，让我们更透彻地理解"存在着"的人、苦难中的人（社会科学），而不仅仅是"呼吸着"的人、患病中的人（生物医学）。

依我之见，从事精神卫生的工作者不仅要掌握、熟悉各种专家共识、诊疗规范和治疗指南等来自临床经验与循证医学方面的内容，还要对人心有深刻的了解，对人性有深刻的体会，这将有助于我们为精神卫生的消费者（主要包括精神障碍患者及其家属、心理咨询的来访者）提供更为人性化的服务，使他们能够勇于面对自己的疾病或苦难，使他们在个人的孤独

① 大仲马著：《基度山伯爵》，蒋学模译，人民文学出版社，1988年，第399页。
② Cowen, Harrison, Burns, *Shorter Oxford Textbook of Psychiatry*, 6ᵗʰ edn. Oxford University Press, 2012, 1.

中、众人的误解中以及边缘化的社会中不仅仅寻找到药物治疗与心理治疗，有时还要寻找到坚强活着的精神力量。

5. 来自民间信仰的看法

有关人类的异常心理、异常行为问题，不同的民间有不同的看法，但一般很少以文字的形式记载。一些民间信仰认为引起精神异常与自然或超自然的力量有关。例如，从自然的力量引起疾病的因果性来看，中国传统医学认为在人体的五脏六腑中，肾的主要功能是藏精，主水液、主骨、生髓、通脑，其华在发，开窍于耳，司二便。民间的看法则认为神经衰弱是肾亏所致。同样，在伊朗人中出现的心脏不适可能与一系列的生活问题如家庭冲突、贫困、丧失亲人、犯罪等有关。

民间信仰不仅相信自然的力量引起精神异常，更认为超自然的魔力会引发精神异常。英语中的 lunatic（精神错乱者、疯子或月亮疯）一词来自于拉丁语的 lunaticus，它是由 luna（月亮）和 tic（受打击）两词组合而成。一些人相信月亮满月不仅会影响动物的行为，也会增加犯罪率，引发精神错乱、抽搐。民间认为，患者行为上的疯疯癫癫实际上是受到月亮盈亏的支配所致。希腊语中表示疯子一词的 seleniazomenoi，也来自于月亮女神塞勒涅（Selene）的名字。我国著名诗人李白的千古绝唱"床前明月光，疑是地上霜。举头望明月，低头思故乡"，显然是受月光的影响，在月光洒满大地的夜晚，引发了诗人的忧思哀伤之情、孤单寂寞之感。英国作家和牧师伯顿在其传世之作《忧郁症的解剖》中写道："他们真是一群头脑不清、颠三倒四之人。对其而言似乎每晚都有仲夏月。"[1] 英国诗人德莱顿也说道："这个仲夏的月亮到底是什么？难道整个世界都发疯了吗？"[2] 甚至，有些精

---

① 伯顿著：《忧郁的解剖》，冯环译注，肖建荣审校，金城出版社，2012 年，第 35 页。
② 卡什福特著《月亮的传说》，余世燕译，希望出版社，2005 年，第 180-181 页。

神科急诊医师抱怨说："一个忙碌的夜晚一定是满月。"[1] 然而，近年的一些
研究并不支持月亮的盈亏与人们的精神异常有关。[2]

在全世界，大约有三分之一的文化认为人间存在着邪恶的目光（the
evil eye），它广泛存在于欧洲、中东、拉丁美洲、印度次大陆和非洲。这
种邪恶的目光在意大利被称为 mal occio，在西班牙叫 mal de ojo。它是来自
于人类或动物的目光，具有一种突然的、毁灭性的力量。受害者被施了魔
法后会出现以下症状：头痛、嗜睡、精疲力竭、抑郁、疑病、着魔、阳痿、
厌食、缺乏活力、腹泻、呕吐、紊乱的人际关系，甚至于猝死。邪恶的目
光可以袭击任何人，但多数会袭击富人、有魅力的人、虚弱的人、儿童与
妇女。有个案报道，一位 27 岁的意大利裔美国男性，生活在美国费城。他
认为自己被别人用邪恶的目光施了魔法，随后，这位男性杀死了被他认为
施了魔法的 6 个人。[3]

6. 来自近现代科学的视角

在 17 世纪的历史上出现了众多璀璨夺目的科学家，如德国天文学家开
普勒、意大利物理学家及天文学家伽利略、英国物理学家牛顿和英国医生
哈维等。这些科学家在各自的学科领域都有十分重要的建树，从而为近代
科学拉开了序幕。法国哲学家笛卡尔（René Descartes，1596–1650）不仅是
西方近代哲学的始祖（被黑格尔誉为"现代哲学之父"），他的出现还标志

---

[1] Kung, Mrazek, "Psychiatric Emergency Department Visits on Full-Moon
Nights". *Psychiatr Serv*, 2005, 565（2）: 221–222.

[2] 同上。另参见 Benbadis, Chang, Hunter, et al., "The Influence of the Full
Moon on Seizure Frequency: Myth or Reality?" *Epilepsy Behav*, 2004, 5
（4）: 596–597.

[3] Favazza, "The Psychiatric Scientist and the Psychoanalyst".
Kaplan&Sadock's Comprehensive Textbook of Psychiatry, 8th edn.
Lippincott Williams &Wilkins, 2005, 598–622.

着近代心理学的开端。他提出"我思故我在"的哲学论点，强调思维就是存在、思维重于感觉。同时将"灵魂"（心灵，属于精神）与"形体"（身体，属于物质）分开，这就是哲学史上著名的"二元论"。即人体内存在着心灵与身体这两个彼此独立的系统，虽然两者彼此独立，但两者在大脑的松果体内又相互影响。例如，当人们长时间感到口渴时（身体上），其精神上便会有难过的体验。尽管笛卡尔这一心身份离却通过松果体相联系的观点在哲学界常被看成"笑话"，但它不仅让笛卡尔开启了近代心理学的先河，也成为联络会诊精神医学的雏形。

18 世纪末，精神医学开始被逐渐视为医学的分支。法国医生比奈（Philippe Pinel，1745-1826）主张精神病的起因是脑部的病理变化，并于1793 年大胆地解除了巴黎俾塞特尔医院 49 名男性精神病患者的枷锁。之后，比奈又于 1795 年解除了另一所医院（Salpêtrière）的女性精神病患者的铁链（图 3.1a，3.1b），从而开启了精神医学史上"道德治疗"的伟大时代[注五]。比奈的得意弟子埃斯基罗尔（Jean-Étienne Dominique Esquirol，1772-1840）有力贯彻了老师的主张，他于 1837 年出版了一本教科书《论精神病》，首次明确解释了幻觉和单狂[注六]，并把统计学的方法引入了临床实践之中。

大约在比奈改革俾塞特尔医院的同时，英国慈善家、茶叶商图克（William Tuke，1732-1822）及其数代后人在英国的约克郡也致力于友善地对待精神病患者、解除关锁精神病患者，并鼓励他们参与手工劳动。特别是图克的孙子塞缪尔（Samuel Tuke，1784—1857）提倡人道地对待精神病患者，他与法国医生比奈等一道成为世界上首批精神卫生领域中的改革者。与此同时，美国宾夕法尼亚医院于 1756 年开始接受和治疗精神病患者，美国精神医学家拉什就在这个医院工作（见下）。

到了 19 世纪初，精神医学或者精神病学才真正成为一门建立在解剖学和生理学之上的医学学科。德国解剖学家、精神医学家赖尔（Johann Christian Reil，1759–1813）发扬了比奈的观点。他于 1808 年创造了沿用至今的"psychiatry"（精神医学）一词，其词根 –iatry 来自希腊语 iatros，有医师、医学的含义，这意味着在赖尔看来，psychiatry 的根本是以医学为主，而不是以哲学、神学或宗教为主。同时，他围绕 psychiatry，强调了两个原则：一是精神与躯体连续性的原则；二是 psychiatry 与医学不可分割的原则。同时，赖尔还主张创造带有花园的良好环境以加快精神病患者的康复。因此，他又被称之为德国的"比奈"。① 另外，在此之前法国人曾使用 aliénist 一词来称呼治疗精神病患者的医师（注七）。自赖尔之后，治疗精神病患者的医师开始被称为 psychiatrist，并沿用至今。

美国精神医学家拉什（Benjamin Rush，1745–1813）不仅是美国独立宣言的签名者之一，1812 年他还出版了《心灵疾病的医学考查和观察》一书，是美国系统研究精神医学的第一人。他认为导致精神病的病因主要是脑部血管出了问题，② 他采用放血、导泻、饮食、药物、戏剧以及"安静椅"等多种方法治疗精神病，成为美国精神医学之父。在美国精神医学学会（APA）举办的年会上，我们看到的唯一标识即为拉什的头像（图 3.2）。

德国精神医学家格里辛格（Wilhlem Griesinger，1817–1868）于 1845 年出版了《精神病的病理学与治疗》，强调每一种精神病都只不过是脑部疾病的表现，即均为一种单一实体的精神病。这不仅使格里辛格成为生物精神医学的奠基人，也迎来了精神医学史上第一个生物学阶段。

随后，德国出现了另一位极为重要的精神医学家克雷丕林（Emil

---

① Marneros, "Psychiatry's 200th Birthday". *Br J Psychiatry*, 2008, 193（1）:
1–3.

② Shorter, *A History of Psychiatry*. John Wileys & Sons, Inc., 1997, 15.

Kraepelin，1856-1926）。他根据对疾病的临床症状和病程的观察，把精神病划为早发性痴呆和躁狂抑郁性精神病。克雷丕林（1893）提出的早发性痴呆包含了莫瑞尔（Morel，1860）的早发性痴呆、赫克（Hecker，1870）的青春期痴呆和卡赫堡姆（Kahlbaum，1868）的紧张症精神病。这组疾病具有共同的特点，即多发生于青少年时期，人格衰退是其常见的疾病结局。同时，克雷丕林把躁狂症和抑郁症这两种临床表现形式完全相反的疾病，归入同一个疾病单元，从而开创了精神医学分类的新纪元。因此，克雷丕林成为现代精神医学的主要创建者之一。

瑞士精神医学家布鲁勒（Eugen Bleuler，1857-1939）在临床观察的基础上进一步将早发性痴呆、青春期痴呆和紧张症的临床特点归纳为存在着 4 种基本症状：联想障碍、情感淡漠、意志缺乏和内向性。并且，他认为这组疾病并非都走向衰退，建议使用"精神分裂症"一词（1908）取代克雷丕林的早发性痴呆。精神分裂症这一病名在绝大多数国家一直沿用至今。[①]

对 20 世纪的精神医学乃至西方社会哲学、美学、文学、艺术及心理学等社会科学产生重大影响的当推奥地利精神医学家弗洛伊德。他认为神经症（主要包括神经衰弱、癔症、强迫症）的产生主要是压抑性生活的结果。他说："一个人之所以会变得神经兮兮，与文明生活的紧张、过度刺激等等的关系并不如表面看来的这么大，主要的根源实在是在性因素上……我们必须把所有的伤害性生活、压制性活动、扭曲性目标的因素，都视为心理症的病态宿因。"[②] 弗洛伊德在他的力作《精神分析引论》中还写道："男人的焦虑性神经病多以不尽兴的交合为原因，女人甚至更是如此，所以医生诊察这种病症，须先研究有无这种起因的可能。无数的事例证明，性的错

---

① Fusar-Poli, Politi, "Paul Eugen Bleuler and the Birth of Schizophrenia
（1908）". *Am J Psychiatry*, 2008, 165（11）：1407.

② 弗洛伊德著：《爱情心理学》，林克明译，作家出版社，1986 年，第 169 页。

误若能更正，则焦虑性神经病便可消失。"① 弗洛伊德的"泛性论"在当时的欧洲并没有多大市场，却对美国的精神医学和心理学产生了巨大而又深远的影响，引起人们关注心理、社会因素对精神障碍的影响，并促进了社区精神医学的发展。

第二次世界大战之后，人们加快了对精神医学的深入研究。尤其是20世纪50年代起精神药理学的诞生，如氯丙嗪治疗精神分裂症（Delay & Deniker，1952）、碳酸锂治疗躁狂症（Schou，1954；Cade，1949）、丙咪嗪治疗抑郁症（Kuhn，1957），拉开了精神医学史上第二个生物学阶段的序幕，与神经生物学、脑影像学以及分子生物学等分支学科一道构成了当代生物精神医学的主体。

然而，为了评估、治疗以及最终预防人类的精神障碍，精神科或心理科医生首先面临的重要问题是：何为异常的心理活动或行为？其次，哪些异常的心理活动或行为是需要医学干预的？

从字面的含义看异常就是偏离正常、偏离常态。那么，什么又是正常、常态呢？从躯体疾病的视角看，正常是指身体器官和系统的结构、功能完好。在这里正常与异常是比较容易区分的。以一位骨折病人为例：张先生下班后为赶一个重要约会，匆忙过马路时不慎被汽车撞到左小腿，被紧急送到当地医院诊治。张先生除了有这个外伤史和相应的体征（受伤部位有畸形）以外，X线检查发现其左侧胫腓骨断裂——胫腓骨骨折，表明张先生左侧胫腓骨的完整性中断。显然，张先生的左侧胫腓骨骨折是十分明确的。可以相信，不同年资、不同国度的医生对张先生的诊断是完全一致的。从张先生的撞车史和相应的临床表现以及实验室检查所得出的准确诊断，是说明诊断的有效性问题，即效度；而不同医生所得出的一致诊断，是说

---

① 弗洛伊德著：《精神分析引论》，高觉敷译，商务印书馆，1984年，第322页。

明诊断的一致性问题，即信度^{（注八）}。

尽管美国人本主义心理学家马斯洛（Abraham Maslow，1908–1970）为我们提供了"充分发展、成长良好的人"的范例：①

（1）更清晰、更有效地感知现实；

（2）更能接受经验；

（3）增进了人的整合、完整和统一；

（4）增长了的自发性、表现性；充分运行；生气勃勃；

（5）真正的自我；牢固的同一性；自主、独特性；

（6）增长了的客观性、超然、超越自我；

（7）创造性的重新获得；

（8）融合具体和抽象的能力；

（9）民主的性格结构；

（10）爱的能力等。

还有，世界卫生组织（2013）也告诉我们有关心理健康的含义："是一种康宁状态：每个人能够意识到他（她）自己的潜能；能够应对生活中的正常压力；能够富有创造性的工作；能够为他（她）的社区做出贡献。"②

但在现实生活中，要从心理学或社会学的水平上，寻找出明确的有关人类心理、社会功能的"常模"仍然困难。因为在心理健康与不健康或社会适应好与差之间，很难有一个泾渭分明的界限，它们是一个连续性的过程，况且，这种判断也是因时、因地甚至因人而定的。因此，让我们判断何为心理异常时就显得不那么容易了，这种判断无不与我们已有的价值观

---

① 马斯洛等著：《人的潜能和价值》，林方主编，华夏出版社，1987 年，第 77 页。

② World Health Organization, "What is Mental Health?" Retrieved from http://www.who.int/features/qa/62/en/ World Health Organization, 2013.

念甚至变化着的价值观念相关。下面是评判有关个体在心理学或社会学异常水平上的几种主要维度。

（1）统计学维度：根据统计学的标准，均值常用于描述一组变量值的集中位置，代表其平均水平。在日常生活中均值的含义是指一般、普通和正常，异常则是指偏离了均值。英国学者艾森克赞同采用统计学分类的观点。例如，正常人有着平均的身高和体重，接近均值的个体就被视为是正常的，反之，偏离了均值的个体就被看做是异常的，如个头过高或过矮、体重过轻或超重。再比如，人们常说的智商（IQ）就是用常态次数曲线来表示，其特点是呈钟形曲线，最高的次数在正中央，然后，逐渐对称地向两边倾斜。

普通人群的智商分布如下图：

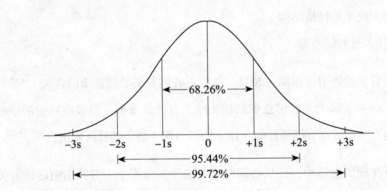

一般认为，IQ 在 90-110 分被看做处于正常智力范围；小于 90 分或大于 110 分则被视为偏离常态。

按照统计学的这一标准，偏离了均值就是异常的。当个体的 IQ 小于 90 分或者为 85 分（低于平均智力的一个标准差）时，表明其智力水平有缺损，诊断精神发育迟滞的标准之一就是 IQ 低于 70 分。但采用这一标准也有明显的缺陷。当个体的 IQ 超过 110 分或者为 115 分（高于平均智力的

一个标准差）时，我们可以说他或她是聪明的、聪颖的；甚至当其 IQ 超过
140 分时，那就是我们常说的天才了。显然，这种异常又是卓越的、优秀
的，并不属于医学干预的对象。这类异常的人更多的是需要我们宽容与理
解，因为"聪明的人往往会有致命的弱点"，而这种弱点有时会让他们显得
有些无所适从。

（2）生物医学维度：能够对异常的心理活动或行为找到可靠的生物医
学指标。例如，由唐氏综合征引起的精神发育迟滞多是第 21 对常染色体为
三体所致。由梅毒引起的麻痹性痴呆，患者不仅出现异常的心理活动或行
为，对他们作血液康、瓦氏检查可发现其阳性率一般在 90% 和 95% 之间，
作脑脊液检查可发现胶样金实验常呈特殊的曲线，作病理解剖则可见梅毒
螺旋体侵害大脑，且采用青霉素等抗生素治疗有效。这是还原论在医学领
域中的反应[注九]。又如，人类出现的暴力行为或攻击行为可能与人脑内的
神经递质尤其是 5- 羟色胺（5-HT）的浓度不足有关。显然，这也是生物
医学模式的体现。但是生物医学模式强调人的生物属性的同时，忽略了人
的社会属性，为此，美国学者恩格尔（Engel，1977）提出用生物 - 心理 -
社会医学模式取代纯生物医学模式。况且，目前大多数精神障碍的诊断仍
缺乏有效的生物学证据，还不能从病因、病理解剖、病理生理层面作出明
确的诊断。因此，采用生物医学标准判别心理活动或行为是否异常也有不
足之处。

（3）社会常模维度：美国夏威夷大学的乌曼（Ullmann，1975）和克拉
斯钠（Krasner，1975）教授认为，所谓异常就是偏离了社会常模，即异常
是指人的行为超出了社会期待。相反，他们主张只要是社会能够接受的行
为，就不是异常的。在他们看来，没有异常的社会，只有异常的个人。显
然，这种观点也是片面的。例如，在第二次世界大战期间，德国纳粹党因
犯下"种族灭绝罪"、"反人类罪"而受到战后国际法庭的审判。毋庸置疑，

在当时更为异常的不只是个人，甚至全社会都在"疯狂"。又如，1978 年
11 月 18 日在美国牧师琼斯的号召下有 914 名美国公民在南美洲圭亚那的热
带丛林中集体自杀，这不仅是琼斯个人的异常，也是集体的异常。

（4）社会适应维度：美国加州大学的柯尔曼（Coleman，1980）教授认
为，个体能够在一定程度上遵守社会准则就是和谐集体、和谐社会的体现。
个体不能遵守社会准则不仅会伤害社会，也可能会伤害自己，为此可能丢
掉工作、失去婚姻和家庭等。因此，异常就是社会适应不良，其结果是给
自己或社会带来不安宁、痛苦。但个体的社会适应能力是受时间、地域、
文化背景等因素影响的，并且，说一个人"市侩"或"很世故"，又显得这
人的社会适应过了头。正如弗洛姆指出，一个正常的人（指能适应社会）
常常不如一个精神病患者显得"健康"（指实现人的价值）。因为，"正常的
人为了更好地适应社会，完全放弃了他的自我，明明是不健康还自以为健
康，他已完全丧失了其个性和自发性。与此形成鲜明对照的是，精神病患
者的主要特点是在维护自我的斗争中并没有完全投降。确实，这种人并没
有如愿以偿地使自己得到拯救，未能做到创造性地表现他的自我，最后只
好通过患精神病和将自己投入一种虚幻的生活中来自我拯救。不过，从人
的价值角度看，这种人比起那些已完全丧失了个性的正常人还要来得有活
力"。① 由此看来，采用这一标准也有片面之处。

综观以上评判有关个体在心理学或社会学异常水平上的几种主要维度
虽有可取之处，它们都强调了所谓"4D"的特性：

（1）异常性（deviance）：在现实生活中的偏差；

（2）痛苦性（distress）：在精神上的痛苦；

（3）失调性（dysfunction）：在社会功能上的失调；

---

① 弗洛姆著：《逃避自由》，陈学明译，周洪林校。工人出版社，1987 年，第 185 页。

（4）危险性（dangerousness）。对人对己的危害。

然而，这些特性并不能包罗万象，还是具有一定的局限的，这与目前精神医学及其相关学科的发展水平有关。因此，评判有关个体在心理学或社会学异常水平的标准，原则上应是综合、相对的。

由此进一步很好地解释"精神疾病"、"精神疾患"和"精神障碍"等术语就更有一定的难度了。它不仅存在评判上的困难，还涉及法律上的问题。例如，一旦某人被诊断为精神障碍，就有可能被强制住院，也有可能在犯罪后被司法鉴定为"无刑事责任能力"，即使某人由"坏"的范畴变成"疯狂"的地步，也可能完全免责或部分免责。这也是近年来一些民众不能理解、难以接受精神障碍患者在发病期间出现杀人行为而被完全免责或部分免责的事实。

在临床工作中，世界卫生组织（WHO）和美国精神医学学会等机构均制定了有关精神障碍的分类系统。1948 年由 WHO 接手的《国际疾病分类》（International Classification of Diseases，ICD）第 6 版（简称 ICD-6），在第 5 章专门介绍精神与行为障碍。目前 ICD 已出版到第 10 版（ICD-10），第 5 章为精神与行为障碍分类，为欧亚多数国家采用。

ICD-10 第 5 章主要分类如下：

F00-F09 器质性，包括症状性精神障碍

F10-F19 使用精神活性物质所致的精神和行为的障碍

F20-F29 精神分裂症、分裂型障碍和妄想性障碍

F30-F39 心境（情感）障碍

F40-F49 神经症性、应激相关的及躯体形式障碍

F50-F59 伴有生理紊乱及躯体因素的行为综合征

F60-F69 成人人格与行为障碍

F70–F79 精神发育迟滞

F80–F89 心理发育障碍

F90–F98 通常起病于童年与少年期的行为与情绪障碍

F99　　　非特定的精神障碍

美国精神医学学会于 1952 年制定《精神障碍诊断与统计手册》（简称 DSM-Ⅰ），该手册主要基于美国退伍军人管理局所做的工作。1980 年推出 DSM-Ⅲ，该版主要有较大的革新。

（1）对每种精神障碍均有具体的包括纳入和排除标准的可操作性标准。

（2）采用 5 轴诊断：

轴Ⅰ——临床障碍或可能成为临床注意焦点的其他情况；

轴Ⅱ——人格障碍和精神发育迟滞；

轴Ⅲ——躯体情况；

轴Ⅳ——心理社会和环境问题；

轴Ⅴ——全面功能评估。

（3）重新修订命名法，一些术语如神经症、癔症被抛弃。

（4）大多数心理动力学的概念也被抛弃。

（5）一些诊断引入病程标准。

目前 DSM 已出版到第 5 版（DSM-5，2013），其主要特点是旨在提高临床有效性，① 从临床角度看，它比 DSM-Ⅳ更加"聚类"。DSM-5 将精神障碍分为 22 个大类（外加第 2 部分和 1 个附录部分），具体如下：

---

① American Psychiatric Association, *Diagnostic and Statistical Manual of Mental Disorders*, 5th edn. American Psychiatric Publishing, 2013, ⅹⅲ - ⅹⅼⅳ, 5-17.

1. 神经发育障碍；

2. 精神分裂症谱系及其他精神病性障碍；

3. 双相及相关障碍；

4. 抑郁障碍；

5. 焦虑障碍；

6. 强迫冲动及相关障碍；

7. 创伤与应激相关障碍；

8. 分离障碍；

9. 躯体症状及相关障碍；

10. 喂食及进食障碍；

11. 排泄障碍；

12. 睡眠觉醒障碍；

13. 性功能障碍；

14. 性别烦躁；

15. 破坏性、冲动控制及品行障碍；

16. 物质相关及成瘾障碍；

17. 神经认知障碍；

18. 人格障碍；

19. 性欲倒错障碍；

20. 其他精神障碍；

21. 药物所致的运动障碍及其他药物不良反应；

22. 可能引起临床关注的其他状况。

虽然 DSM- Ⅲ（1980）有了较大的改进，但并没有考虑文化因素对
诊断本身的影响。针对这些问题，DSM- Ⅳ（1994）指出，如果临床医师
不熟悉当事人个体的文化背景，有可能对那些在正常环境中变异的行为、

信念或体验作出不正确的判断，即把本身不是精神病诊断为精神病。因此，在 DSM- Ⅳ 附录中列举了文化约束综合征（culture-bound syndromes，CBS）和病痛的习语。① 令人可喜的是，DSM-5 在考虑文化因素对诊断的影响方面有了更大的进步，详见第 4 章。

我国也制定了相应的《中国精神疾病分类及诊断标准》（Chinese Classification and Diagnostic Criteria of Mental Disorders）（简称 CCMD-1，1978），目前为第 3 版（CCMD-3，2001）。它将精神障碍分为 10 大类：

0 器质性精神障碍；

1 精神活性物质或非成瘾物质所致精神障碍；

2 精神分裂症（分裂症）和其他精神病性障碍；

3 心境障碍（情感性精神障碍）；

4 癔症、应激相关障碍、神经症；

5 心理因素相关生理障碍；

6 人格障碍、习惯与冲动控制障碍、性心理障碍；

7 精神发育迟滞与儿童和少年期心理发育障碍；

8 儿童和少年期的多动障碍、品行障碍、情绪障碍；

9 其他精神障碍和心理卫生情况。

毫无疑问，这些分类与诊断为不同国家的精神医学的发展起到了非常重要的作用，也为各国之间的学术交流提供了方便。当然，这样的分类与诊断也有不足之处，甚至遭到"反精神医学运动"（注十）的猛烈抨击。在"反精神医学运动"的领军人物看来，② 当今所谓的精神障碍诊断与统计手

---

① American Psychiatric Association, *Diagnostic and Statistical Manual of Mental Disorders*, *DSM-Ⅳ.* American Psychiatric Publishing, 1994, 843-849.

② Roberts, Itten, "Laing and Szasz : Anti-Psychiatry, Capitalism, and Therapy". *Psychoanal Rev*, 2006, 93（5）: 781-853.

册是为现代精神科医生提供的特殊帮助，这种帮助犹如中世纪为审问者
提供的"降巫之锤"一般^(注十一)。更有人滥用精神医学，将它视为一种政
治控制与政治管理的手段。如在苏联，就把一些持不同政见者诊断为精
神病，强行关进精神病医院。科学家若列斯·麦德维杰夫与其兄弟罗伊·
麦德维杰夫撰写的《谁是疯子？》反映了警察与精神科医生将若列斯·麦
德维杰夫强行关进精神病医院的真实故事。①

在临床实践中，这些精神障碍分类体系有助于临床医生同行之间交流
他们的患者的诊断；有助于加深他们对这些障碍的理解；有助于提高他们
在日常工作中的诊疗水平等。按照前 WHO 精神卫生处主任萨托瑞斯教授
（Sartorius，1992）的观点："分类是从某一时点观察世界。"② 显然，这种观
察方式仍将在精神医学持续下去。尽管目前对精神障碍的诊断水平在很大
程度上仍停留在现象学水平，并且在实际的临床工作中，偶然也会把有点
精神问题但尚未达到明确的临床综合征或精神障碍的人当成精神病（即被
精神病），^(注十二)且后来仍未发现这些人明显异常，即医学上的假阳性，但
这门特殊的医学学科无疑仍会在科学与艺术（尤其是彰显人性、尊重人权
方面）的大道上前行，并不能因学科水平的局限性而因噎废食。

二、社会文化因素的影响

社会文化因素不仅影响人们的价值观、道德观，亦影响人们的衣、食、
住、行。可以说，人们的举手投足无不受到社会文化因素的影响。对于精
神医学来说，不仅生物、心理因素非常重要，社会文化因素同样不容忽视。

---

① 若列斯·麦德维杰夫、罗伊·麦德维杰夫著：《谁是疯子？》，钱诚译，群众出版社，
1979 年。
② 《ICD-10 精神与行为障碍分类》，世界卫生组织授权，范肖冬、汪向东、于欣、刘平
译，许又新校，人民卫生出版社，1992 年，第Ⅳ页。

因为，社会文化因素对人们的精神卫生问题、精神障碍患者的内心体验与外在行为、求医态度有很大的影响，同时，还会影响精神障碍的原因、诊断过程以及专业人员与非专业人员对治疗方式的看法。

19 世纪末 20 世纪初，社会学家和人类学家开始采用各自独特的语言、科学方法以及不同的视角理解社会文化因素在人类的发展和行为中的作用。人类学家侧重于对文化本身的研究如涵化作用^{（注十三）}，它主要研究小范围的非西方人群，是调查者与被调查者之间的直接接触，重点在于被调查者的行为本身。社会学家则侧重于对社会阶层、移民问题的研究。

社会学一词是由法国哲学家孔德（Auguste Comte, 1798–1857）于 1839 年引入的。他认为通过对社会领域进行系统和科学的研究可以得出有关社会本质的抽象理论，即产生一门新的"社会科学"——社会学。换句话说，社会学是一门对社会和社会行为进行系统和客观研究的学科。[①] 社会学家的任务在很大程度上是试图通过系统地观察和探索社会结构对人类行为在群体与个体水平的作用，科学性地发现一些原则与规律。

1. 杜尔凯姆的观点

最早将社会学与公共卫生联系在一起并产生巨大影响力的当属法国的社会学家杜尔凯姆（Émile Durkheim, 1858–1917），《自杀论》是他的代表作。《自杀论》不仅涉及普通心理学、变态心理学、社会心理学、人类学、气象、宗教、婚姻、家庭以及犯罪等领域，而且最早在社会调查中使用统计方法，从而大大提高了社会研究的科学性。在这部研究自杀的经典著作中，杜尔凯姆首先通过统计方法发现，与已婚者相比，单身、寡妇及离异者有较高的自杀率；与天主教徒、犹太教徒相比，新教徒有较高的自杀

---

① 波普诺著：《社会学》，刘云德、王戈译，辽宁人民出版社，1987 年，第 3 页。

率（注十四），并进而得出自杀与社会文化因素的一些规律：

（1）自杀与宗教团体的融合程度成反比关系；

（2）自杀与家庭关系的融合程度成反比关系；

（3）自杀与政治团体的融合程度成反比关系。①

杜尔凯姆通过这些规律表明，群体的社会关系类型与强度可以被视为一种影响个人行为（包括自杀）的社会力量。这亦是在早期的社会学研究中识别有关自杀危险因子的重大课题。

其次，杜尔凯姆在对宗教活动、婚姻家庭以及有关政治、民族群体的研究中，颇有创造性地区分了三种不同类型的自杀。②

（1）利己型自杀。这种自杀的根源在于没有同社会融为一体，将个人限制在自己的小天地中的力量越大，社会中的自杀率就越高。如人们发现，新教徒的自杀率明显高于天主教徒，这主要是由于天主教徒有更多的宗教团体生活，这种与社会紧密相连的纽带大大减少了自杀的风险。杜尔凯姆的研究表明，在自杀者中利己型自杀占大部分。

（2）利他型自杀。这种自杀是指因某种信念如宗教信仰或义无反顾的政治信念而献出自己的生命。在这一类型的自杀中日本人比较典型，如在第二次世界大战中，日本的"神风"敢死队为撞击美国的军舰，共有千余名疯狂的"神风"敢死队飞行员丧命；在冲绳岛战役中不少日本军官与士兵为避免俘虏后受辱而剖腹自杀。

（3）动乱型自杀。这种自杀是指社会对个人的控制力减弱而导致的自

---

① 杜尔凯姆著：《自杀论》，钟旭辉、马磊、林庆新译，浙江人民出版社，1988 年，第 99–345 页。
② 同上，第 107–236 页。

杀，如经济危机、因丈夫或妻子死亡而引发的家庭灾难以及离婚等都会严重加剧自杀倾向。

最后，杜尔凯姆指出了预防自杀的措施。他指出自杀率的上升曲线不可能由教育、劝诫或压制的方式来遏制，尤其是对利己型和动乱型自杀，认为应该从社会结构中去寻找遏制的办法，如可以通过个人重返集体生活，建立集体意识、加强社会纽带来降低利己型自杀的发生率。杜尔凯姆说："我们只有被社会化了，才能有效地防止利己自杀。"①

杜尔凯姆以及后来的许多社会学家并不直接关注公共卫生问题，而是想通过一定的专题研究如自杀、社会阶层与精神障碍之间的关系来深入理解社会现象、揭示社会本质。他们感兴趣的是一些社会过程，如精神障碍的文化构想是如何形成的，以及随着时代的变迁哪些因素仍旧是判断行为正常与否的重要因素。例如，凯斯勒（Kessler，2005）指出，随着中枢兴奋药哌甲酯（利他林）的出现以及医药行业的推波助澜等因素，对儿童注意缺陷/多动障碍（attention-deficit/hyperactivity disorder，ADHD）的诊断有扩大化的倾向，这种倾向在社会文化层面可能涉及社会控制过程，如强制治疗、强制住院。②显然，社会文化、经济因素在这里对 ADHD 的诊疗产生了影响。

2. 社会精神医学的出现

运用社会学的观点、理论和方法来探讨人类健康与疾病的学科即为医

① 杜尔凯姆著：《自杀论》，钟旭辉、马磊、林庆新译，浙江人民出版社，1988 年，第
328 页。

② Kessler, "Sociology and Psychiatry". *Kaplan&Sadock's Comprehensive
Textbook of Psychiatry*, 8th edn. Lippincott Williams & Wilkins, 2005,
623-634.

学社会学的范畴，① 它关注一个社会健康体系的结构和不平衡性，或者说：
"人类的疾病总是受到社会活动和文化环境的调节。"② 因此，从社会学的视
角研究精神卫生问题促成了社会精神医学分支学科在 20 世纪初的诞生。它
最初是关注社区的结构、群体对个体的影响以及人际交流的技巧；社会精
神医学家的任务是面对与健康有关的法律、军队、教育、工业、政府、宗
教、医院等其他社会机构。③ 克莱尔曼（Klerman，1986）把社会精神医学
定义为一门研究社会因素在精神疾病的产生、治疗、预防中的作用，并利
用社会因素促进精神健康的学科。

然而，尽管社会精神医学是精神医学的一门分支学科，但其本身结合
得并不紧密，而是基于社会学等理论与现实情况的一些观点与看法。它更
多地体现了跨学科的特点，④ 既涉及社会学、人类学、生态学、流行病学、
社区精神医学等学科，又涉及预防、心理治疗、护理、职业康复等领域。
与临床精神医学不同的是，社会精神医学并不局限于精神障碍患者、精神
病医院，还关注社会道德问题、社会隔离、暴力、工作状况、人口密度、
移民以及难民等对精神卫生的影响。如社会精神医学家魁瑞多（Querido，
1958）提出要改善精神障碍患者的生活状况，提倡非住院化运动（注十五）。他
首次（1935）提出"外展式的急诊精神医学"，寻求在社区中开展精神医学
服务，成为危机干预的先驱者。

如果说，法国社会学家杜尔凯姆开启了社会精神医学的先河，那么，
美国《国际社会精神医学杂志》（1955）的诞生，则标志着社会精神医学

---

① Cockerham, *Medical Sociology*. Peking University Press, 2005：1.

② Bloom, "The Relevance of Medical Sociology to Psychiatry：A Historical
View". *J Nerv Ment Dis*, 2005, 193（2）：77-84.

③ Ruesch, "Social Psychiatry：An Overview". *Arch Gen Psychiat*, 1965, 12
（5）：501-509.

④ Bell, Spiegel, "Social Psychiatry". *Arch Gen Psychiat*, 1966, 14（4）：337-345.

分支学科的成形。为此，美国康乃尔大学医学院的社会精神医学家雷尼首次作了重要论述。他说："社会精神医学不仅涉及精神障碍的患病率、发病率，亦更深地涉及对精神障碍病因学和动力学可能产生影响的社会文化因素。"[1] 亚瑟（1973）认为社会精神医学主要研究社会现象对精神障碍的发生和表现的影响以及利用社会资源来治疗精神障碍。而按照英国莱夫（Leff，2014）教授的简明观点，社会精神医学涉及社会环境对个体精神健康的影响以及社会环境对精神障碍患者的影响。[2] 或者说，它关注精神障碍和人类康宁的人际因素和文化因素。[3]

由此看来，社会精神医学主要研究涉及精神医学的社会方面的问题。例如，一些社会学家、精神医学家很早就对城市与农村、发达国家与不发达国家的精神障碍的发病情况作了比较。他们认为，在大都市由于生活紧张、竞争激烈，使人难有安静稳定的家庭生活，从而助长精神障碍的发生；同样，由于发达国家的工业发达，可带来社会环境的恶化而导致精神障碍发病率的升高（当然，迄今为止，尚无明显的一致的科学依据来支持这些观点）。以下是对社会人口学变量、生活事件、社会支持和社会决定因素等方面的研究的介绍。

3. 社会人口学变量的影响

美国社会学家法瑞斯、敦汉姆（1939）与精神医学家合作，首次系统地调查了美国芝加哥大型社区的精神障碍患者。他们发现在公立和私立精

---

[1] Rennie, "Social Psychiatry: A Definition". *Int J Soc Psychiat*, 1955, 1（1）：5-13.

[2] Leff, "History and Development of Social Psychiatry". *Psychiatry : Past, Present, and Prospect.* Oxford University Press，2014，97.

[3] 李洁著："第 21 届世界社会精神医学大会介绍"，《中华精神科杂志》，2013 年，46（5）：309-310.

神病医院接受治疗的约 35000 名精神障碍患者当中，精神分裂症患者多来自人口稠密、社会生活混乱的贫民区。法瑞斯、敦汉姆试图在社会阶层与精神健康之间找出一些规律。后来，列维与罗维兹（1973）重复了他们的研究，得出了相同的结果。

继法瑞斯、敦汉姆之后，美国社会学家荷林斯赫德与精神医学家雷德里奇通力合作，发表了他们的研究成果："社会阶层与精神障碍。"他们对康涅狄克州纽黑文市公立和私立精神病医院的住院患者、门诊患者的调查表明，社会阶层与精神障碍有一定的关系。他们根据职业、教育、收入等变量将社会阶层划分为 5 级：社会阶层 I——上层社会、社会阶层 II——中上层社会、社会阶层 III——中下层社会、社会阶层 IV——工人阶层、社会阶层 V——最低层（见表 3.1）。[①]

这项研究发现，低阶层聚集更多的精神病患者。在阶层 V 精神病患者为 662 名，而在阶层 I 仅为 9 名，且在阶层 IV 和 V 不仅聚集较多的精神病患者，亦带来较多的残疾。阶层 I 和 II 有会更多的人意识到自己的精神卫生问题并感受到人际冲突。

表 3-1　社会阶层与精神障碍

社会阶层	神经症		精神病		总数	
	%	例数	%	例数	%	例数
I	52.6	10	47.4	9	100.0	19
II	67.2	88	32.8	43	100.0	131
III	44.2	115	55.8	145	100.0	360
IV	23.1	175	76.9	583	100.0	758
V	8.4	61	91.6	662	100.0	723

① Cockerham, "Sociology and Psychiatry". *Comprehensive Textbook of Psychiatry/* IV. Williams & Wilkins, 1985, 265-273.

荷林斯赫德与雷德里奇所作的具有里程碑意义的研究引起了国际社会的广泛关注，并为美国建立社区精神卫生中心起到了重要作用。由于荷林斯赫德与雷德里奇的研究是基于接受治疗的患者，因而社会学家斯罗尔（1962）与他的同事调查了纽约市曼哈顿中心未接受治疗的患者，试图发现社区中精神障碍的真实患病率。他们对 1660 名生活在曼哈顿中心的成年人（20-59 岁）进行了调查，其结果亦发现精神障碍多见于低社会阶层。

雷顿与其同事（1963）使用精神病症状问卷对加拿大东南部新斯科夏半岛斯德林郡不到 2 万人口的社区（主要为渔民、农民、伐木工）进行了调查。该问卷由 20 个项目组成，涉及被调查者的社会背景、家庭关系、躯体健康与精神健康等，并经信度和效度测试。共有 1303 名18 岁及以上的随机样本完成应答。研究结果发现，约有半数以上的应答者存在轻微的心理问题；约有 10% 的应答者存在焦虑问题；不到1% 的应答者出现精神病性症状，并且再次发现精神障碍多见于低社会阶层。

所要说明的是，这些研究并未简单地归结为低社会阶层易导致精神障碍（主要为精神分裂症）的结论，而是低社会阶层似乎比其他社会阶层对精神障碍更为易感。针对此现象科克汉姆分析如下：[1]

（1）遗传论。低社会阶层有较大的易感精神障碍的素质因素。当然，仅仅素质因素并不足以导致低社会阶层出现更多的精神障碍，还需有一定的社会环境因素才能发病。

（2）社会应激论。低社会阶层有较多的应激出现，这是由于该阶层较

---

[1] Cockerham, "Sociology and Psychiatry". *Comprehensive Textbook of Psychiatry*/ Ⅳ. Williams & Wilkins, 1985, 265-273.

贫困，迫使该阶层的人们面临更多的艰难困苦。

（3）社会选择论。其特点一是社会"漂移"说：低社会阶层出现更多的精神障碍，是因为当人们患了精神障碍之后，其社会地位、经济收入等有所下降，即其社会阶层向下漂移；其特点二是社会"剩余"说：在低社会阶层精神健康的人有"向上爬"的倾向，因而，在低社会阶层剩余的精神障碍患者较多。

以上分析表明，低社会阶层与精神障碍之间的关系更多的只是一种相关关系而非因果关系。当然，对这种复杂关系的探讨仍持续了数十年。[①]

有趣的是，与低社会阶层相反，古德温等学者从一些早期的研究（1913-1989）发现，双相障碍多见于高社会阶层。[②]众所周知，受教育程度以及获得职业性的成就感是与高社会阶层有关的，在双相障碍中的轻躁狂状态，所表现出的精力旺盛、性欲亢奋、富有创造力、喜爱交际，可能使他们更富有魅力，甚至有可能"挤进"高社会阶层（其社会阶层向上流动）。还有，在当时医生的诊断倾向中，古德温等学者认为，高、中社会阶层的精神障碍患者易被诊断为双相障碍，而低社会阶层的精神障碍患者（尤其是城镇的穷人）易被诊断为精神分裂症。因为诊断为双相障碍可能让人联想到富有精力、富有才华、情感活动大起大落，从而会比诊断为精神分裂症带来相对较少的病耻感。

然而，在后来的大型精神障碍流行病学调查中（如"美国流行病区域

---

① March, Susser, "Social Science and Psychiatry, and the Causes of Mental Disorders". *Psychiatry : Past, Present, and Prospect.* Oxford University Press, 2014, 64-73.

② Goodwin, Jamison, *Manic-Depressive Illness : Bipolar Disorders and Recurrent Depression*, 2nd edn. Oxford University Press, 2007, 181-182, 405-406.

研究"，"国家共患疾病调查"以及"国家共患疾病调查复查"）并未发现双相障碍多见于高社会阶层。

在人口社会学变量中，除了社会阶层以外，性别与精神障碍亦有颇为密切的关系。鲁辛（1979）的资料表明，[1] 在住院的精神障碍患者中男性多于女性，这可能与男性患者具有较严重的精神症状以及社会对男性有更多的社会期待而易于发现他们的不正常有关。从我国来看，基本上也是住院的男性精神障碍患者多于女性，这不仅与上述原因有关，亦与男性的经济收入、社会地位有关。

从流行病学的资料来看，一般认为女性情感性障碍的患病率要高于男性。尤其可以肯定的是，女性抑郁症的患病率要明显高于男性。据 2000 年全球疾病负担估计，[2] 抑郁症的时点患病率在男性为 1.9%，在女性为 3.2%；根据凯斯勒等（2003）的报告，[3] 女性抑郁症的终生患病率、12 月期间患病率的比值比分别为男性的 1.7 倍（95% 可信区间 1.5–2.0）和 1.4 倍（95% 可信区间 1.1–1.8），有显著的统计学差异[注十六]。除了女性的生理特性（如产后抑郁、更年期抑郁）外，还可能与女性面临工作、事业与家庭的多重压力等社会文化因素有关。

尽管肥胖症的患病率在男性与女性中间大致相当，但美国、新西兰等一些国家的流行病学调查表明，肥胖症[注十七]与女性精神障碍尤其是抑郁

---

[1] Cockerham, "Sociology and Psychiatry". *Comprehensive Textbook of Psychiatry*/ IV. Williams & Wilkins, 1985, 265–273.

[2] World Health Organization, "The World Health Report 2001 : Mental Health : New Understanding, New Hope". World Health Organization, 2001, 30.

[3] Kessler, Berglund, Demler, et al., "The Epidemiology of Major Depressive Disorder : Results from the National Comorbidity Survey Replication (NCS–R)". *JAMA*, 2003, 289（23）: 3095–3105.

症、广泛性焦虑症明显相关。[1][2][3][4] 斯科特等（2007）对全球 13 个国家
（哥伦比亚、墨西哥、美国、比利时、法国、德国、意大利、荷兰、西班
牙、以色列、黎巴嫩、日本及新西兰）62277 名 18 岁及以上的居民进行了
调查，[5] 结果发现，肥胖症患者罹患抑郁症与焦虑障碍的比值比分别为总体
人群的 1.1 倍（95% 可信区间 1.0–1.3）和 1.2 倍（95% 可信区间 1.1–1.3），
有显著的统计学差异。进一步的亚组分析发现，肥胖症与精神障碍的这种
关联主要发生在女性身上。

　　事实上，这种关系无不受社会文化因素的影响。虽然在东、西方文化
史中都出现过"以胖为美"的审美观。在东方，如我国唐代喜好体态丰盈
的女子，唐玄宗的宠妃杨玉环就以"丰腴"、"环肥"著称；在西方，佛
兰德斯画家鲁本斯^{（注十八）}笔下的女性多半呈现"健壮"、"肥硕"之美（图
3.3），与我们在法国卢浮宫看到的雕塑"美惠三女神"（创作于约公元前 2
世纪）或 18 世纪法国画家勒尼奥的油画"美惠三女神"都有所不同。按照

---

[1]　Kasen, Cohen, Chen, et al., "Obesity and Psychopathology in Women: A Three Decade Prospective Study". *Int J Obes*, 2008, 32（7）: 558–566.

[2]　Carpenter, Hasin, Allison, et al., "Relationships Between Obesity and DSM- IV Major Depressive Disorder, Suicide Ideation, and Suicide Attempts : Results from a General Population Study". *Am J Public Health*, 2000, 90（2）: 251–257.

[3]　Onyike, Crum, Lee, et al., "Is Obesity Associated with Major Depression? Results from the Third National Health and Nutrition Examination Survey". *Am J Epidemiol*, 2003, 158（12）: 1139–1147.

[4]　Scott, Oakley Browne, McGee, et al., "Mental-Physical Comorbidity in Te Rau Hinengaro : the New Zealand Mental Health Survey". *Aust N Z J Psychiatry*, 2006, 40（10）: 882–888.

[5]　Scott, Bruffaerts, Simon, et al., "Obesity and Mental Disorders in the General Population : Result from the World Mental Health Survey". *Int J Obes*, 2008, 32（3）: 192–200.

法国史学家兼批评家丹纳的说法，这是风俗习惯与时代精神的体现。[1] 但总体而言，在大多数的社会文化背景下，人们并不欣赏肥胖，甚至有些嘲笑或反感。因此，在这样的社会文化压力下，较之男性，女性肥胖症患者对肥胖体验到更多的不满意，甚至出现病耻感，从而成为她们罹患抑郁症、焦虑障碍的社会文化因素。

当然，要注意的是，当我们谈论精神障碍的社会文化因素时，更不要忘记形成这些障碍的生物和心理因素。事实上，大多数精神障碍的发生无不受到生物因素、心理因素和社会文化因素的共同作用。例如，有研究表明，属于 5-羟色胺转运体 s/s 基因型个体，在遭受不如意的生活后，较易罹患抑郁症；单胺氧化酶 A 活性低的个体在童年期受到严重虐待的则较易出现反社会行为。英国著名文化精神医学家里德渥德（Littlewood，1990）为我们描绘了生物学因素和社会文化因素对不同精神障碍的谱系影响（见下图）：[2]

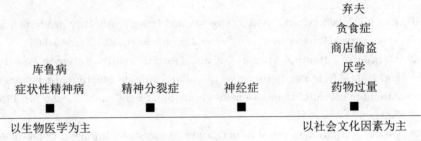

（本图经原作者允许使用，在此致谢）

在生物医学一端以库鲁病（kuru）等为代表。加都塞克与兹加斯（1957）首次报道在巴布亚新几内亚东部高原的土著人佛勒（Fore）中间出

---

① 丹纳著：《艺术哲学》，傅雷译，人民文学出版社，1963 年，第 4-31 页。

② Littlewood, "From Categories to Contexts : A Decade of the 'New Cross-Cultural Psychiatry'". *Br J Psychiatry*, 1990, 156（5）：308-327.

现的地方性疾病。① 这种疾病的起源年代并不清楚，但至少当地在 20 世纪
40 年代就有过库鲁病的流行，甚至在一些村庄流行的高峰有约 50% 的库鲁
病患者死亡。在当地村民看来，之所以称为库鲁病，是因为这种病的"寒
颤"或"发抖"症状。库鲁病主要影响成年妇女（在其发病的高峰期男女
性别之比可达 1 : 25），儿童也会受到影响。它是在佛勒人的葬礼活动中，
通过食人肉仪式（表示对死者的尊重和哀悼）传播。男性主要吃死者骨骼
上的肌肉，而妇女与儿童吃那些最不值得要的、具有高度感染的组织，如
中枢神经系统。罹患这种病的人，其年龄在 5 岁至 60 岁；平均病程为 12
个月，可从 3 个月到 3 年不等；主要表现为进行性的小脑共济失调。② 这
是人类发现的第一个致死性朊蛋白病，后来随着这种食人肉仪式的终止，
库鲁病已极为罕见。起初库鲁病被视为一种与文化相关的综合征，后来发
现它是一种与中枢神经系统感染有关的生物性疾病。

在社会文化因素一端以弃夫等为代表。在特立尼达（Greole）村民中间
出现弃夫是很平常的事，一般 tabanka 见于男性，是指当他的配偶抛弃他而
另结新欢时的情况。主要表现为被抛弃的男人出现疲乏、失眠、厌食、无
价值感、无望感、易怒、对工作丧失兴趣，甚至出现自杀等表现。这种情
况很容易使我们联想到反应性抑郁症。然而，在当地并不把它视为一种需
要医学帮助的疾病，即当地村民并没有把弃夫医学化（注十九），而仅仅看做
一种不愉快的玩笑，主要是因为它涉及男女之间的经济利益。

从里德渥德（图 3.4）等学者的观点看，重性精神病的发病基础更倾向
于生物学因素，神经症的发病基础则更倾向于社会文化因素。显然，与精神

---

① Kenney, "Neuropsychiatric Aspects of Prion Disease". *Kaplan & Sadock's
Comprehensive Textbook of Psychiatry*, 8th edn. Lippincott Williams
&Wilkins, 2005, 466-467.

② Collinge, "Prion Disease". *New Oxford Textbook of Psychiatry*. Oxford
University Press, 2000, 407-408.

医学家相比，精神分析学家更致力于阐明神经症由以产生的社会文化根源。正如新弗洛伊德学派的代表人物之一荷妮（Karen Horney，1885–1952）在其《我们时代的病态人格》一书中所表明的，神经症患者不仅经受了正常人所遇到的恐惧，而且也遇到了偏离当地文化模式的恐惧。

4. 生活事件的影响

不良的生活事件（应激）如失业、离婚、持续的生活重压、相对持久的人际冲突、困难等，可导致一般的心理问题乃至严重的精神障碍的假说由来已久。为准确测量应激与特殊生活经历之间的关系，美国华盛顿大学精神医学与行为科学系的霍尔姆斯与雷（1967）编制了"社会再适应评定量表"。该量表编制的策略基于变化的假设，而不管这些变化是正性的还是负性的。这都要求个体作出相应的适应，而更多的适应要求就可能会产生更多的应激。该表还将这些变化赋以不同的分值（权重）（见表 3–2）。[1] 例如，丧偶可导致分值为 100 的变化，突出的个人成就的分值则为 28。可以想象，一对朝夕相处、相濡以沫的夫妻，一方突然的撒手西归，将会给另一方带来何等的悲痛。《儒林外史》中范进 54 岁中举后，过度高兴导致了他的惊疯失态。[2]

表 3–2　生活事件与相应的分值

生活事件	分值	生活事件	分值
丧偶	100	子女分立独自过	29
离婚	73	姻亲间的矛盾	29
分居	65	个人的杰出成就	28
监禁	63	妻子开始或停止工作	26
近亲属的死亡	63	开始或结束上学	26

---

[1] Cockerham, *Medical Sociology*. Peking University Press, 2005 : 84–91.

[2] 吴敬梓著：《儒林外史》，李汉秋辑校，黄山书社，1986 年，第 22–33 页。

续表

生活事件	分值	生活事件	分值
个人受伤或患病	53	习惯的改变	24
结婚	50	与上司有麻烦	23
被解雇	47	工作时间的改变	20
婚姻和解	45	居住的改变	20
退休	45	学校的改变	20
家庭成员健康的变化	44	娱乐的改变	19
怀孕	40	社会活动的改变	18
性问题	39	为小型购物而借款	17
家庭新成员的到来	39	睡眠习惯的改变	16
财务状况的变化	38	家庭成员聚会次数的改变	15
密友的死亡	37	饮食习惯的改变	15
工作的改变	36	假期	13
与配偶争吵次数的变化	35	圣诞节	12
为大型购物抵押或借款	31	轻微的犯罪	11
取消抵押品赎取权	30		
工作中责任的变化	29		

霍尔姆斯与雷认为，如果一个人在 1 年中累积 200 分或以上的话，那么，这个人很可能有患病的风险。尽管这个量表被广泛使用，但也有一些缺陷：在一些少数民族和不同的文化群体中并不适用；离婚很可能是应激的结果，而不是它的原因；一些应答者难以回忆过去的生活事件。

因此，在当事人出现应激性体验与精神障碍之间的因果关系并不十分清楚。但还是有不少学者认为，处于低社会阶层的人们的知己少于中等阶层，这增加了低社会阶层的人们对负性生活事件的易感性；女性对应激事件的易感性亦高于男性。

尽管这种因果关系不甚明了，人们还是关注一些创伤性事件与特殊类型的精神障碍的关系[注二十]。如当人们遭受自然灾害、遭遇技术灾难或恐怖主义袭击等严重的应激事件后，可能会出现创伤后应激障碍。凯斯勒

（1995）使用 DSM-Ⅲ-R^{（注二十一）}对美国一项有代表性的调查表明，创伤后应激障碍的终生患病率为 7.8%（女性为 10.4%，男性为 5.0%，女性明显高于男性，$p < 0.05$）。[1] 布雷斯罗（2004）对社区的调查显示，89.2% 的成年人至少经历过一次创伤性事件，但只有 13.6% 的人们出现了创伤后应激障碍。[2] 显然，在人们遭受创伤性事件后出现创伤后应激障碍并不多见。这种现象引起了一些社会学家、心理学家的关注，他们试图寻找当人们遭受创伤性事件后避免出现精神障碍的保护因子。

5. 社会支持的力量

现已发现的一个重要保护因子是社会支持，即当人们遭受了创伤性事件后设法获得由亲戚、朋友乃至社会团体提供的情感上和物质上的支持。这些支持不仅是政治层面的关怀、人道的帮助，还可能避免或减少精神卫生问题的出现。例如，对强奸受害者给予家人、朋友的接纳、关照与爱，将会使他（她）们从受害者的心理阴影中及时摆脱出来。布雷温等（2000）的一项荟萃分析表明，在一组因子中，缺乏社会支持是预测创伤后应激障碍最为强烈的因子（ES=0.40）^{（注二十二）}。[3] 另一项研究表明，[4] 接近 40% 遭受应激的女性因无知己的倾诉而出现了抑郁；而那些尽管遭受应激，但有向知己倾诉的女性，仅有 4% 出现了抑郁。其他的社区调查与病例对照研究亦支持这

[1] Kessler, Sonnega, Bromet, et al., "Posttraumatic Stress Disorder in the National Comorbidity Survey". *Arch Gen Psychiat*, 1995, 52（12）: 1048–1060.

[2] Breslau, Peterson, Poisson, et al., "Estimating Post-traumatic Stress Disorder in the Community : Lifetime Perspective and the Impact of Typical Traumatic Events". *Psychol Med*, 2004, 34（5）: 889–898.

[3] Brewin, Andrews and Valentine, "Meta-Analysis of Risk Factors for Posttraumatic Stress Disorder in Trauma-Exposed Adults". *J Consult Clin Psychol*, 2000, 68（5）: 748–766.

[4] Kessler, "Sociology and Psychiatry". *Kaplan&Sadock's Comprehensive Textbook of Psychiatry*, 8th edn. Lippincott Williams &Wilkins, 2005, 623–634.

种结果，并进一步提示社会支持可能降低抑郁症、焦虑症等精神障碍的发生。

约瑟夫等（1997）认为，[1] 社会支持主要是通过人们的认知过程，改变受害者对创伤性事件的解读，降低应激水平，进而影响创伤后应激障碍的出现或减轻其症状的严重程度。里波尔等（2001）指出，[2] 社会相互作用的性质和特征会影响受害者出现侵入性想法的频率和回避谈及该创伤性事件的倾向，因此，对受害者来说，合适的社会支持是非常需要的。

威尔斯与弗根（2001）进一步将社会支持区分为结构性的与功能性的。[3] 结构性社会支持是给受害者提供可获得资源的数量及其与他们相互作用的频率，如确定受害者是否频繁地接触朋友、受害者是否成为某些组织中的一部分；功能性社会支持是给受害者提供可获得资源的质量和受害者个体对涉及提供资源的感知，主要是在情感、信息与友情等方面的支持。对退伍军人创伤后应激障碍的研究发现，与结构性社会支持相比，功能性社会支持与创伤后应激障碍的严重程度更为密切。从某种程度上讲，"被感知到的"才是最重要的。

6. 社会决定因素的影响

世界卫生组织强调社会、文化、经济、环境等因素会影响到人们的健康与疾病，这自然也包括精神健康与精神障碍。在精神障碍中除了生物和心理因素参与其疾病形成过程、不同的疾病结局，以及精神障碍患者的"求医问

---

[1] Guay, Billette, and Marchand, "Exploring the Links between Posttraumatic Stress Disorder and Social Support : Processes and Potential Research Avenues". *J Trauma Stress*, 2006, 19（3）: 327-338.

[2] 同上。

[3] Guay, Billette, and Marchand, "Exploring the Links between Posttraumatic Stress Disorder and Social Support : Processes and Potential Research Avenues". *J Trauma Stress*, 2006, 19（3）: 327-338.

药"之外，社会文化因素也不容忽视，即有关精神障碍的社会决定因素。探讨这些社会决定因素将有助于从社会学视角理解精神障碍的病因以及提供更为有效的干预措施。[1] 在精神障碍中性别就是一个值得研究的社会学变量。例如，除了物质使用障碍以外，女性患有抑郁症、创伤后应激障碍等精神障碍的患病率都要明显高于男性。而在有关精神障碍的其他社会学变量中，世界卫生组织指出（2014），[2] 社会不平等可以增加罹患精神障碍的风险，且社会不平等越严重，罹患精神障碍的风险也越高，因此，社会不平等是引起精神障碍的主要社会决定因素，它会贯穿于人的一生之中，甚至包括出生前（例如，母素孕期患有抑郁症，其出生的婴儿会有较高的低体重、发育不良的风险，这些婴儿在长大后罹患抑郁症的风险也较高）。[3] 其中，贫困与暴力、失业和不安全等心理社会应激源关系密切，[4] 有资料显示，[5][6][7] 贫困，主要是相对贫困会增加罹患精神障碍的风险。因此，在全球特别是在中、低收入国家，减少社会不平等、减少贫困会降低罹患精神障碍的风险。

---

[1] ① Lund, Stansfeld, De Silva, "Social Determinants of Mental Health". *Global Mental Health : Principles and Practice*. Oxford University Press, 2014, 116–136.

[2] World Health Organization, "Social Determinants of Mental Health". World Health Organization, 2014, 8–10.

[3] Allen, Balfour, Bell, et al., "Social Determinants of Mental Health". *Int Rev Psychiatry*, 2014, 26（4）: 392–407.

[4] Saxena, Thornicroft, Knapp, et al., "Global Mental Health 2". *Lancet*, 2007, 370（9590）: 878–889.

[5] Patel & Kleinman, "Poverty and Common Mental Disorders in Developing Countries". *Bull World Health Organ*, 2003, 81（8）: 609–615.

[6] Petersen, Barry, Lund, et al., "Mental Health Promotion and the Prevention of Mental Disorders". *Global Mental Health : Principles and Practice*. Oxford University Press, 2014, 241.

[7] Lund, Breen, Flisher, et al., "Poverty and Common Mental Disorders in Low and Middle Income Countries : A Systematic Review". *Soc Sci Med*, 2010, 71（3）: 517–528.

注 释

注一：斯芬克斯是希腊神话中带翅膀的狮身人面女妖。她给出的谜语：什
么动物早晨用 4 只脚走路，中午用 2 只脚走路，晚上用 3 只脚走路？俄
狄浦斯猜出她的谜语：人。于是，斯芬克斯因羞愧而跳崖自尽。图 2.1 为
古埃及考夫拉金字塔前面的斯芬克斯即狮身人面像。

注二：在精神科临床工作中，曾经采用是否具有自知力（insight）作为判断
患者属于精神病还是神经症（前者一般阙如，后者一般存在）的标准之
一，这种区分现在看来已经缺乏可靠性了。目前，精神科医师并非采用
简单的有或无来判断精神障碍患者的自知力，而是需要递进式的询问：

（1）患者是否意识到自己的言谈举止被别人觉察？

（2）如果患者意识到自己的言谈举止被别人觉察，那么，患者是否
意识到这些言谈举止属于异常的心理活动？

（3）如果患者意识到这些异常的心理活动，那么，患者是否意识到
这些异常的心理活动属于精神卫生问题？

（4）如果患者意识到自己的精神卫生问题，那么，患者是否愿意
去寻求医学或心理学等专业性帮助？（参见 Cowen, Harrison & Burns.
Shorter Oxford Textbook of Psychiatry, 6th edn. Oxford University Press,
2012，19）

注三：罗马神话因袭希腊神话而来，并无独立的神话谱系。所以，罗马神
话中诸神是与希腊神话中的诸神基本一致。如，希腊神话中的爱情女神
阿佛洛狄忒即为我们熟悉的维纳斯（罗马神话）；希腊神话中的小爱神厄
洛斯即为我们熟悉的丘比特（罗马神话）。

注四：西方社会启蒙运动是指 18 世纪以法国资产阶级进步思想家如伏尔
泰、孟德斯鸠、狄德罗和卢梭和英国的洛克、休谟以及德国的莱辛、康
德等人为代表的文化思想运动。启蒙运动是人类走出黑暗的自我觉醒，
为资产阶级的进一步发展奠定了思想基础。

注五：在精神医学史上曾有过三次重大的精神卫生革命：第一次革命是以

比奈为代表的医生解除精神病患者身上的枷锁，予以人道主义的关怀；第二次革命是以弗洛伊德为代表的精神分析学派，从心理动力学的角度理解、治疗精神病患者；第三次革命是以 20 世纪 60 年代美、英、法等国开展的社区精神卫生运动，使大量精神障碍患者从长期住院回到社区中继续接受治疗与康复。当然，对于比奈医生富有革命性的故事，福柯则持有怀疑态度（参见福柯著：《古典时代疯狂史》，林志明译，生活·读书·新知三联书店，2005 年，第 120 页）。

注六：单狂，一组类似于目前的偏执狂的观念，可进一步分为推理单狂、色情单狂、纵火单狂和杀人单狂。

注七：aliénation 一词含有"异化"和"疏远"之意。在 19 世纪，精神科医师（aliénist）有让精神病患者减少自我疏远、社会疏远的任务。此外，在现实生活中，一些人为"过度"追求物质生活被异化。同样，有些学者为"过度"追求在《科学引文索引》期刊上发表论文（即"SCI"论文）也被异化。窃以为，人类高品质的生活并不完全指望物质生活。同样，人类高科技的突飞猛进也并非完全依赖高影响因子的"SCI"论文。可以说，异化将会使人们沦为"某种事物"的奴隶。

注八：效度（validity），反映测验有效程度的指标，即测验是否较好地测到了所要测量的内容，并测到何种程度，包括表面效度、内容效度、结构效度、证实效度/效标关联效度。信度（reliability），判断心理测验方法是否可靠和稳定的指标，包括分半信度、重测信度、评分者信度。按照麦克胡和斯拉尼（1986）的解释，信度是对观察的证实；效度是对假说的证实。

注九：还原论，通常指在生物学中试图把生命运动形式最终归结为物理－化学运动形式，用物理－化学规律取代生物规律的一种思潮。持还原论观点的学者主张，无论何种疾病都具有微观的物理和化学基础，因此，对疾病的治疗最终是采用物理和化学的方法。

注十："反精神医学运动"，起源于 20 世纪 50 年代末、60 年代初。主要代表人物之一为英国精神医学家莱恩，其代表作有《分裂的自我》（1959）、

《经验的策略》（1967）等。莱恩认为，精神分裂症的判定是一种诊断，是一些人给另一些人贴的此标签。是一种精神的旅行，是一种突破而非崩溃，我们要帮助他们完成这次旅行。此即精神疾病"标签论"。（参见 Laing, The Politics of Experience. Ballantine Books, New York, 1967, 100–130.）

　　而反精神医学运动一词本身则是由莱恩的好友与同事库珀（1967、1968）首先提出的。另一重要代表人物是美国精神医学家萨斯，他 1967 年出版了他的力作《精神疾病的神话》。萨斯认为，与其说精神疾病如同其他躯体疾病，倒不如说它是一种生活上的难题，是一种神话。此即精神疾病"神话论"。可以说在 20 世纪 60 年、70 年代反精神医学运动的麾下，主要涌现了有别于传统医学模式的五种模式，它们是：

　　ⅰ 心理学模式：以英国心理学家艾森克为代表，认为精神障碍是习得的异常行为。

　　ⅱ 标签模式：以美国社会学家谢夫为代表，认为具有精神障碍的许多特征的个体只不过被贴上了作为偏差的标签而已。

　　ⅲ 隐含意义模式：以英国精神医学家莱恩为代表，强调个体出现明显的无意义或紊乱行为的背后潜藏着意义。

　　ⅳ 无意识模式：以奥地利精神分析学家弗洛伊德为代表，认为个体明显不合理的行为是由于其相应的动机、理由、欲望、幻想等无意识所致。

　　ⅴ 政治控制模式：以法国哲学家福柯为代表，认为关于疯狂的医学模式是一种社会或政治上的创造发明，其目的是为了社会合法地控制被当局视为不正常的、危险的或难以接受的个体。（参见 Fulford, Thornton and Graham, Oxford Textbook of Philosophy and Psychiatry. Oxford University Press, 2006, 14–18.）

注十一：《降巫之锤》，是一本论述巫术的专著。由修道士克拉马和斯普伦格于 1487 年出版，旨在表示教会与宗教裁判所把巫师看成敌人，并广泛迫害致死。这些巫师多为妇女，她们主要有癔症样表现或性幻想。

注十二："被精神病"是一个非常复杂的问题。一方面，精神科医师不能为了某种利益而（单独或集体）违背自己的职业道德，将那些本不是精神病的诊断为精神病；另一方面，又需要对那些"疑似"精神障碍或者"阈下精神障碍"进行早期发现、早期干预。在临床实践中，尽管精神科医师恪守自己的职业道德，但囿于本学科的局限，偶尔亦会把本不是精神病的诊断为精神病。

注十三：涵化作用：当有着不同文化的一些群体开始频繁直接接触时，其中的一个或两个群体原有的文化模式内部随之发生很大的变化，去学习、吸收新异文化的过程。随着全球化的加速，文化人类学家担心人类不同的文化正在趋同，"初民"文化有可能寿终正寝，甚至世界可能在23世纪实现政治上的统一，最迟不会超过4850年（参见哈维兰著：《文化人类学》，翟铁鹏、张钰译，上海社会科学院出版社，2006年，第494页。）

注十四：新教，是16世纪脱离罗马天主教而形成的新宗派。新教与天主教的主要区别在于，新教主张《圣经》是至高无上的权威，天主教则认为教会和教皇才是最高权威；新教只承认圣餐礼和圣洗礼两种圣事，而天主教除这两种外，还有坚振（一种圣事活动，是为了增加和巩固教徒领洗后所蒙受的圣宠）、告解（教徒向神父告明所犯的罪来进行忏悔，神父可代表天主赦免其领洗后所犯的罪）、终傅（教徒病危临终时，由神父在其耳、目、口、鼻、手、足等处涂抹圣油，并念善终经以坚定领受者经受死亡之心，赦免其罪，使其可以安心去见上帝）、神品和婚配五种圣事；在崇拜仪式上，新教反对崇拜圣像和圣物，拒绝弥撒（一种宗教仪式，用面饼和葡萄酒表示耶稣的身体和血来祭祀天主），天主教则相反。18、19世纪以来，随着殖民主义的扩张，新教于19世纪初传入中国。

注十五：非住院化运动，兴起于20世纪60年代，主张精神障碍患者，尤其是慢性精神障碍患者应尽快从医院回归到社区接受治疗，曾一度成为美国、英国、法国等国家的精神卫生服务的主流。后来受到不少学者的批评，主要的理由是，社区照管是一种理想化的产物，实际上精神障碍患者出院回归到社区后，这些患者并没有得到良好的照管，甚至比起住院的情况更糟糕。还有，社区的定义也含糊不清，使出院患者并没有真正融入相互影响的社区当中，甚至被社会边缘化。

注十六：时点患病率，是指在某一时点内某人群中现患某病的新旧病例数／该时点内人口数。在理论上"时点"是无长度的，但在实际工作中，一般以不超过一个月为宜。超过一个月则为期间患病率，即在某期间内某人群中现患某病的新旧病例数／该期间内的平均人口数。对于反复发作、迁延不愈的慢性疾病可用终生患病率来描述，即某人群在其一生中某时曾经患有的病例数／受检人口数。

注十七：肥胖症：是指身体质量指数（body mass index，BMI）≥30，BMI=体重（公斤）／身高（米）的平方，即 $BMI=kg/m^2$；超重的 BMI 为 25-30。如李先生体重 79.5 公斤，身高 1.75 米，则 BMI= 79.5/ 1.752=25.8，属于超重。

注十八：佛兰德斯是西欧的一个历史地名，泛指古代尼德兰南部地区，位于西欧低地西南部、北海沿岸，包括今比利时的东佛兰德省和西佛兰德省、法国的加来海峡省和北方省、荷兰的泽兰省。鲁本斯（Peter Paul Rubens，1577—1640），佛兰德斯著名的巴洛克风格画家，他擅长绘制宗教、神话、历史、风俗、肖像及风景画，代表作有《吕西普斯的女儿被劫持》、《披上毛皮的叶瑞茹·芙尔曼》等，是 17 世纪西方画坛最重要的人物之一。

注十九：医学化是指为了方便给某些人提供健康干预而把社会问题都贴上医学或是精神医学的标签。（参见凯博文著：《苦痛和疾病的社会根源》，郭金华译，上海三联书店，2008 年，第 192 页。）

注二十：创伤性事件是指当事人经历、目睹或面对的一个或多个事件，涉及死亡或死亡威胁或严重损伤或危及自己或他人身体的完整性；当事人有强烈的害怕、无助感或恐惧反应。

注二十一：使用 DSM-Ⅲ-R 诊断创伤后应激障碍的主要标准是

　　ⅰ. 遭受到超出人类一般体验的创伤性事件；

　　ⅱ. 在噩梦中再现创伤性体验、有闪回或入侵性想法；

  iii . 麻木或回避症状；

  iv . 过分警觉；

  v . 这些症状至少持续 1 个月。

注二十二：效应尺度（effect size，简称 ES）：一种统计学方法。反映变量
 之间差异的大小，可估计某种因素或某个措施对病因或防治效果的作用。
 一般认为：ES < 0.36，作用强度小；ES=0.36—0.65，作用强度中等；
 ES > 0.65，作用强度大。

第 4 章

跨文化精神医学介绍

一、跨文化精神医学简史

随着第二次工业革命的到来，人们开始逐渐认识到，现代西方文明不仅给社会带来了巨大的促进作用，同时，也对人们精神障碍的出现产生了影响。德国哲学家、诗人尼采早就尖锐地指出："随着文明的不断进步，必然引起病人数量的上升，也就是神经功能障碍精神病医师和刑事犯罪的上升。"[①] 除了哲学家这种大胆的论述之外，法国精神医学家埃斯基罗尔（1830）、摩尔（1860）、英国精神医学家塞缪尔（1852）以及德国的统计年鉴（1879）都不约而同地表明，现代西方文明或工业化革命"产生"了更多的精神病患者。但是，人们开始系统地注意到精神障碍中的文化因素，则基本上是沿着以下两条主线展开的：一条是以克雷丕林等精神医学家为代表的对精神障碍的跨文化比较；另一条是以弗洛伊德、荣格等精神分析学家为首的

[①] 尼采著：《权力意志——重估一切价值的尝试》，张念东、凌素心译，商务印书馆，1991 年，第 459 页。

对精神障碍中的文化进行解析，从而渐渐拉开了跨文化精神医学的序幕。现对以上两条线索分述如下。

1. 精神医学家的跨文化比较

殖民主义是西方列国压迫、奴役和剥削弱小、"落后"的国家，从而把它们变成殖民地、半殖民地的一种侵略政策。这种关系在文化上表现为一种"强势"文化对另一种"弱势"文化的取代、侵蚀。自18世纪中叶起，随着西方殖民主义的不断扩张，欧洲精神医学家、传教士有机会观察到海外殖民地精神病院（当时称为疯人院）的情况。例如，格林里斯（1895）观察了位于非洲西南端的好望角格雷安镇精神病院，他检查了1875年至1894年连续住院的473位精神病患者的诊断，最常见的诊断为急性和慢性躁狂，并未发现克雷丕林提出的早发性痴呆和躁狂抑郁性精神病，且这所医院中忧郁症和麻痹性痴呆也是非常少见的。

与其他学者相比，德国精神医学家克雷丕林更深入地研究了精神障碍中的跨文化问题。1903年克雷丕林花了近4个月的时间在爪哇的布腾佐格精神病院进行观察。他发现，爪哇人患有麻痹性痴呆的要明显少于欧洲；爪哇人的躁狂抑郁性精神病也是少见的，而癫痫样状态则比较常见；特别是爪哇人幻听较少、妄想较少，这可能与其语言、智力发展程度较低有关。抑郁症出现时常表现得轻微而短暂，从无罪恶感的体验。躁狂性兴奋与欧洲惯见的相比，也表现得不显著，且较单调。克雷丕林认为，引起这种差异的根源在于不同患者的人种特点，这种人种特点不仅会体现在一个国家的社会文化当中，也会反映在精神障碍的发病率与临床类型之中。这不仅显示了"殖民性疯人院变成了精神病理学比较研究的重要场所"，[①] 也折射

---

① Kirmayer, "Cultural Psychiatry in the Historical Perspective". *Textbook of Cultural Psychiatry*. Cambridge University Press, 2007, 3–19.

了当时西方"欧洲中心论"和"种族中心论"的观点。这种观点认为非西方社会的人们是"落后的"、"原始的"和"未开化的"。尽管克雷丕林带有殖民主义色彩的精神病理学遭到后人的批判，但由于他在爪哇开创性的跨文化比较研究工作，使其成为比较精神医学（1904）的始祖，即后来的跨文化精神医学之父。[1] 显然，跨文化精神医学的发轫带有殖民主义的痕迹。[2]

2. 精神分析学家的文化解析

当克雷丕林等试图比较不同国家精神障碍的跨文化研究的差异时，以弗洛伊德、荣格为首的精神分析学家则对精神障碍中的文化因素进行了解析。按照弗洛伊德的说法，心理症（类似于目前的神经症）的出现与"文明的"性道德对文明人的性生活不适当的压抑不无关系，可以说是人类为了文化的发展而付出的巨大代价。荣格很早就为我们指出了判断精神障碍的相对性。他举例说，当一个黑人以某种方式为人处世时，人们会说："嘿，他真是一个黑人。"但如果一个白人也以相同的方式行事，人们就会说："这个人发疯了。"因为白人不可能有那样的行为方式，人们预期的是如此的行为方式应该发生在黑人而不是白人身上。因此，荣格强调了判断精神障碍的社会属性。[3]

新弗洛伊德学派的另一代表人物荷妮并不同意弗洛伊德有关神经症的力比多压抑说，而是认为当今的社会文化深藏着许多矛盾：一方面要树立

---

[1] 李洁编："文化精神医学"，见肖水源、黄悦勤主编：《全球精神健康》，人民卫生出版社，2016 年，第 68-83 页。

[2] Sumathipala, Siribaddana and Bhugra, "Culture-Bound Syndromes: The Story of Dhat Syndrome". *Br J Psychiatry*, 2004, 184（3）: 200-209.

[3] 荣格著：《分析心理学理论与实践》，成穷、王作虹译，生活·读书·新知三联书店，1991 年，第 34 页。

竞争与成功的意识，另一方面又要谦卑、顺从；一方面社会在不断地刺激人们的需求，另一方面大多数人难以在现实中满足这些需求；一方面社会告诉人们，个人是自由的、独立的，另一方面个人在现实生活中受到很多的限制；所谓的正常人能够处理这些矛盾、摆脱困境，而神经症患者却无法解决这些矛盾与困境，或者只能牺牲自己的人格来解决它们，可以说神经症患者是人类文化的"继子"。①罗海姆对澳大利亚的研究则认为，在部落人群中典型的神经症是罕见的，进而推测这与原始种族比欧洲社会更少受到压抑有关。

弗兰克尔（Frankl，2001）认为文化犹如一面镜子，让人们看清自己，并对自己的主要性格特质的形成产生了强有力的影响，而这些性格又在很大程度上影响着人们的行为方式。②或者说，除了先天的遗传因素以外，后天的文化也塑造着人们的性格与处世方式。例如，在19世纪奥斯汀的《傲慢与偏见》中，班纳特太太每每遇到不如意，爆发出来的那种精神不愉快、身体不舒服等明显带有癔症色彩的表现，在当时的社会文化背景下并非少见，甚至被视为文明的产物，③而当下则已经很少见了，这显然与社会文化的变迁不无关系。

3. 世界跨文化精神医学的兴起

虽然克雷丕林、弗洛伊德等人很早就探讨了精神障碍病因中可能存在的文化因素，但是，跨文化精神医学分支学科却是由精神分析学家维特科

---

① 荷妮著：《我们时代的病态人格》，陈收译，国际文化出版公司，2007 年，第 186-191 页。
② 弗兰克尔著：《未知的自我》，刘翠玲译，石绍华、沈德灿译审，国际文化出版公司，2006 年，第 191 页。
③ Scull, "An English Malady ?". *Hysteria : The Disturbing History*. Oxford University Press, 2009, 43-61.

沃（1955）与弗雷德（1959）在加拿大麦吉尔大学率先创建的，这标志着现代文化精神医学发轫于此。他们建立跨文化精神医学部门的初衷是：[1]

（1）作为信息中心，收集来自世界各地的涉及文化与精神障碍关系的信息，并将该领域中获得的有价值的信息传播出去；

（2）作为研究中心，促使加拿大和其他国家的精神医学家及社会科学家能够在文化和跨文化精神医学领域开展调查工作；

（3）作为教学中心，教授研究生和研究工作者在其各自国家的该领域如何使用跨文化精神医学的基本原则、资料积累、方法学，并开展研究工作。

显然，跨文化精神医学在当时被视为社会精神医学的一个分支，是从文化层面研究精神障碍病因学、频率和性质，研究在一个特定的文化单元内对精神障碍患者的照管问题。

1956 年，维特科沃创办了全球在该领域的第一本学术刊物《跨文化精神医学研究回顾》。1957 年，在瑞士苏黎世举行的"第二届国际精神医学会议"上，他又组织了一次由 20 个国家或地区的精神医学家对跨文化精神医学问题的讨论会，其中包括后来该领域中的佼佼者如中国台湾地区的林宗义和香港地区的叶宝明、尼日利亚的兰博、英国的卡斯塔尔以及秘鲁的塞金，扩大了跨文化精神医学在世界的影响。

1965 年，在英国伦敦举行了一次由一些著名的社会学家和精神医学家如米德、维特科沃、豪莱维尔、兰博、卡斯塔尔、墨菲、德·沃斯以及福斯特参加的学术会议，会议主要探讨了跨文化精神医学的范围、内容、研究

---

[1] Wittkower, Rin, "Transcultural Psychiatry". *Arch Gen Psychiat*. 1965, 13
（5）: 387–394.

方法以及治疗等问题，并为今后该学科的发展指明了方向。

维特科沃（1966）进一步指出了跨文化精神医学的五大主要任务：[①]

（1）探讨不同文化中精神障碍临床表现的相似性与差异性；

（2）识别有关精神障碍易感性与精神卫生中的文化因素；

（3）评估已识别出的文化因素对精神障碍频率与性质的作用；

（4）研究不同文化的临床机构中实际的或易选择的治疗方式；

（5）比较不同文化中对待精神障碍的不同态度。

美国精神医学学会与加拿大精神医学学会分别于 1964 年、1967 年成立跨文化精神医学专业委员会。1970 年，维特科沃的长期伙伴墨菲在麦吉尔大学成立世界精神医学协会跨文化精神医学部。20 世纪 70 年代中期，跨文化精神医学分支学会相继在英国、法国、意大利及古巴建立。该领域的主要学术刊物有：《跨文化精神医学》（前身为《跨文化精神医学研究回顾》，出版地加拿大，1956 年创刊）、《文化、医学与精神医学》（出版地荷兰，1976 年由美国文化人类学家与文化精神医学家凯博文与医学人类学家古德创办）。

1971 年，世界精神医学协会成立跨文化精神医学分会，由墨菲担任主席，曾文星教授担任秘书。该分会起初的使命是促进全球文化精神医学的发展，特别是促进发展中国家或地区的文化精神医学的发展，后来的使命是：（1）增强文化对精神卫生和精神疾病的影响的意识；（2）鼓励制订公共卫生政策，进行临床实践和相关的研究。

1977 年，美国文化人类学家凯博文指责"旧"的跨文化精神医学家硬

[①] Prince, Okpaku and Merkel, "Transcultural Psychiatry: A Note on Origins and Definitions". *Clinical Methods in Transcultural Psychiatry*. American Psychiatric Press, 1998, 3–17.

把非西方社会文化中的精神障碍或行为异常纳入西方的诊断分类中。他指出这实际上犯了"分类谬误"，缺乏应有的诊断效度。因为西方的诊断分类体系本身也要受到文化的影响，只不过文化自然而然地渗透在其中。换句话说，凯博文认为，跨文化精神医学的研究在很大程度上源自西方文化，[1]因此，采用西方的观点看待非西方文化下的精神卫生问题未必正确。于是，凯博文提出了"新"的跨文化精神医学。在他看来"新"与"旧"的跨文化精神医学的基本目标大体上是相同的：评估精神病理学的普遍性与文化特殊性。为了更好地理解文化对精神障碍的影响，他借鉴了社会学家的研究：[2][3]疾病是患者身体器官和系统结构、功能的异常。或者是诊疗者采用的病理过程模式；[4]疾患是患者对疾病在个体的、人际的和文化上的反应。疾病更多的是强调人的生物属性，疾患更多的是涉及人的文化因素。凯博文主张为了更好地达到评估人类精神病理学的普遍性，在进行跨文化比较时，要充分考虑当地的含义及与之有关的行为。为此，他力图将跨文化精神医学与医学人类学紧密结合起来。在"新"的跨文化精神医学中主张要汲取多学科的成果，如福柯的医学史，情绪和认知心理学、社会学知识、马克思主义、符号学（注一）、结构主义（注二）、人种方法学、解构主义（注三）以及维特根斯坦（注四）、拉康（注五）哲学的影响。[5]由此可见，"新"的跨文化精神医学中已大大超出了临床精神医学的范畴，同时，也引来一些批评声。

---

[1] Kleinman, "What Is a Psychiatric Diagnosis?". *Rethinking Psychiatry : From Cultural Category to Personal Experience*. The Free Press, 1988, 5-17.

[2] 同上。

[3] Kleinman, Eisenberg and Good, "Culture, Illness, and Care". *Ann Intern Med*, 1978, 88（2）：251-258.

[4] Kleinman, "Social and Cultural Anthropology : Salience for Psychiatry". *New Oxford Textbook of Psychiatry*. Oxford University Press, 2nd edn. 2009, 275-279.

[5] Littlewood, "From Categories to Contexts : A Decade of the 'New Cross-Cultural Psychiatry'". *Br J Psychiatry*, 1990, 156（1）：308-327.

普林斯（1991）认为划分"新"与"旧"的跨文化精神医学，本身就是错误的做法。更有争议的是，凯博文（1985）使用情感性障碍、精神分裂症量表与 DSM-Ⅲ（1980）标准，[1] 在湖南医学院精神科门诊对中国精神科医师诊断为神经衰弱的 100 名患者作了重新诊断，有 87% 的神经衰弱患者符合重性抑郁症的诊断标准，有 71% 的神经衰弱患者符合焦虑障碍的诊断标准，由此凯博文认为，中国精神科医师深受传统文化的影响，即中国传统文化认为虚弱和疲乏是缺乏"气"[注六] 和"阴阳"不平衡，从而把部分抑郁症或焦虑障碍诊断为神经衰弱。还有一个原因是在"文化大革命"期间，为了提供一个当时社会可以接受的名字，所以给患者下了一个神经衰弱的诊断。[2] 然而神经衰弱作为一个疾病实体的诊断在美国的 DSM-Ⅲ 中解体了，仅在恶劣心境障碍中被提及。这引发了一场中、美精神医学家之间的争论，如严和骎教授说："我们的观点是，神经衰弱的诊断是以科学为基础的，按照精神医学实践的流行做法，抛弃这个诊断标签是非常不科学的。"[3] 显然，数十年过去了，这场令人深思的论战谁更接近真理，自然已是不辩自明。同时，这也提示我们，要研究文化精神医学，仅仅采用单纯的临床医学的视角是远远不够的，还需要从人类学、解释学以及哲学等多个视角加以综合探讨。

在英国，文化精神医学起初被视为社会精神医学的一部分，主要涉及社区照管、病耻感、非住院化运动以及精神障碍患者的宗教、心灵问题，同时还关注难民、少数民族的精神卫生问题和环境的影响。1992 年，英国

---

[1] Kleinman, Good, *Culture and Depression*. University of California Press, 1985, 436–441.

[2] 凯博文著：《苦痛和疾病的社会根源》，郭金华译，上海三联书店，2008 年，第 20–21 页。

[3] Prince, Okpaku and Merkel, "Transcultural Psychiatry : A Note on Origins and Definitions". *Clinical Methods in Transcultural Psychiatry*. American Psychiatric Press, 1998, 3–17.

国王学院的精神医学家成立了"跨文化特别兴趣组"，致力于研究、探讨文化精神医学和更为广泛的精神卫生问题。

2001 年，曾文星教授出版了他的扛鼎之作《文化精神医学大全》，把文化精神医学解释为"是精神医学的一个分支学科，它主要涉及人类行为、精神卫生、精神病理学和治疗中的文化方面"。[1] 该书被加州大学旧金山综合医院精神科鲁教授推荐为文化精神医学领域中 10 本必读书之一，并荣获2001 年北美精神医学和文化研究会的创作奖。

2005 年，在美籍华人曾文星教授和意大利巴托齐教授的主导下成立了世界文化精神医学协会（WACP），首任主席由曾文星教授担任。WACP 是一个世界性的独立的学术组织，致力于研究文化对心理与行为、精神障碍及心理医疗的影响，促进有文化适应性的精神卫生事业的发展，尤其是它不受到来自政治的或制药公司的商业资助而产生的各种"压力"的影响。它每 3 年举办一次大会，每次大会有意选择在世界不同的地域召开，以便推广其世界性的活动。非常幸运的是，北京大学精神卫生研究所承办了第一届世界文化精神医学大会（北京，2006），会议云集了近 300 名来自国内外的资深文化精神医学专家、世界卫生组织有关官员及其他领域的专家，影响深远。

2009 年 9 月，WACP 主办的第二届世界文化精神医学大会在意大利具有中世纪风貌的美丽小镇诺尔恰召开。在"文化的脑和生活的社会"的主题下，来自全球 30 余个国家的 200 余名文化精神医学、文化心理学、文化人类学和社会学等领域的专家、学者出席了这次会议。[2] 第二届 WACP 大会主席由意大利的巴托齐教授担任。会议涉及范围广泛，从回顾文化精神

---

[1] Tseng, *Handbook of Cultural Psychiatry.* Academic Press, 2001, 3.

[2] 李洁、赵旭东著："第二届世界文化精神医学大会介绍"，《中华精神科杂志》，2010年，43（2）：121–122。

医学的历史起源到论述文化精神医学正在从边缘走向精神医学的主流；从宗教、心灵、恐怖主义到移民、难民问题等社会现象探讨人的心理与行为；从与文化有关的心理治疗到不同地域对生死观的看法；从跨文化神经影像学的运用到展望文化精神医学的未来发展等。会议强调，精神医学的基础既是自然科学的，又是社会人文科学的。前者包括研究脑，后者包含探讨心灵与自我。在当代精神医学的二分法下，脑研究对应的是"受损的机器"——由基础科学构成，包括遗传学、生物化学、神经影像学和精神药理学等；心灵研究对应的是"受苦的人类"，与社会科学密切相关，包括人类学、社会学、流行病学、心理学与心理治疗。中国代表团做了 8 个报告，其内容涉及文化相关综合征、中国传统文化、移民和地震灾害等。

在本次会议上，英国的布惠教授被 WACP 理事委员会推选为候任主席，并负责第 3 届大会的筹办（英国伦敦）。目前在英国，文化精神医学大有取代社会精神医学之势。在北美，大约有 200 名精神科医生自视为文化精神医学家，与人类学家、流行病学家、社会学家和社会人类学家一起致力于文化精神医学领域的工作。

2012 年 3 月，WACP 主办的第三届世界文化精神医学大会在英国伦敦召开。在"贯穿生命历程的精神资本、精神障碍、复原力与精神健康"的主题下，来自全球 30 余个国家或地区的 360 余名文化精神医学、文化心理学、文化人类学和社会学等领域的专家、学者出席会议。[①] 第三届 WACP 大会主席由英国的布惠教授担任。

本次会议强调以下几点内容：（1）注重文化精神医学的认识论和方法论，适当地应用于精神障碍的病因学、病理塑型以及治疗模式等方面的探

---

① 李洁、赵旭东、肖水源著："第三届世界文化精神医学大会介绍"，《中华精神科杂志》，2012 年，45（4）：246。

讨；（2）在精神障碍的治疗与研究中需要关注文化层次与因素，以便更透彻地理解精神障碍患者的体验；（3）随着全球化的加快，在制定公共卫生政策中应体现符合不同族群的文化需求；（4）拓宽文化精神医学的领域，包括宗教、灵性等问题的探讨，以不断改进与文化相关的心理治疗；（5）主张运用公共卫生的方法理解与预防暴力激进；（6）在当代精神医学中继续强调脑与心灵的密切关系，从而更全面地从基础研究到临床实践探讨精神障碍；（7）提倡从文化人类学与精神医学的角度理解来自不同文化背景的精神障碍患者，以提高精神卫生服务的文化亲和性与胜任力。这些要点为推动中国文化精神医学的发展提供了可资借鉴的重要参考。

2014 年，加拿大麦吉尔大学的吉尔玛雅与南非斯坦陵布什大学的施瓦兹概括了文化精神医学不同层面的主要特点：[①]（1）对于患者，要允许他们使用明了、经验式的和富有社会含义的方式交流；（2）对于临床医生，要以恰当的方式解释症状与体征，以便使用合适的干预；（3）对于公共卫生与卫生体系的计划者和管理者，要了解对求助和应对的主要决定因素以及对疾患与干预的反应；（4）对于研究者，要阐明社会文化因素在精神病理学以及治疗中的作用。

2015 年 10 月至 11 月，WACP 主办的第四届世界文化精神医学大会在墨西哥巴亚尔塔港召开。在"全球挑战与文化精神医学：自然灾害、冲突、不安全、移民和灵性"的主题下，来自全球 40 余个国家或地区的 300 余名文化精神医学、文化心理学、文化人类学和社会学等领域的专家、学者出席会议。第四届 WACP 大会主席由墨西哥的 Villaseñor-Bayardo 教授担任。[②]

[①]　Kirmayer, Swartz, "Culture and Global Mental Health". *Global Mental Health : Principles and Practice.* Oxford University Press, 2014, 42.

[②]　李洁、赵旭东著："第四届世界文化精神医学大会介绍"，《中华精神科杂志》，2016 年，49（2）：124-125。

本次会议的主要亮点是：（1）指出在 DSM-5 中增加了具有可操作性的文化陈述、访谈等文化内涵，显示了文化要素在精神障碍诊断与分类体系中的重要作用；（2）指出文化与文化精神医学在全球精神卫生中的作用，强调文化表现的差异性和独特性，同时探寻在现实社会和卫生领域中共同的文化要素；（3）强调贫困以及社会不平等诸多因素是影响精神健康的社会决定因素，应努力在个体、社区以及国家等层面消除或减少这些因素；（4）针对目前世界的移民危机，WACP 理事会及时发布了"巴亚尔塔港宣言"，呼吁世界各国政府和组织遵守、支持及执行联合国难民公约；能够秉承及时、公平和尊重人格的态度，去评估、筛查和判定移民的合法地位，并为其提供必要的医疗服务与心理关怀；（5）WACP 第 3 任主席英国伦敦大学布惠教授指出了文化精神医学的未来发展方向：文化精神医学已经超越了对少数族群、移民的跨文化研究，因此应加强在临床上对文化胜任力的应用；加强宗教和哲学在治疗上的应用；加强对医学生和精神科医生有关文化精神医学知识的培训；加强文化普适性与特殊性等理论性研究；加强与社会精神医学和神经科学等相关学科的联系。

除了上述亮点，本次大会针对精神障碍的病因和康复强调了"心灵 –脑 – 环境"的综合模式，这有助于拓宽中国精神科同行的临床服务和科研教学的视野。当代文化精神医学认为，仅采用生物精神医学和临床精神医学的视角看待"脑部疾病"的发生与转归是远远不够的。因为精神障碍不仅涉及复杂的生物学因素，也可能发生在复杂的社会文化环境之中，不仅与个体精神层面的灵性以及哲学层面的生存性有关，也与社会层面的精神卫生政策以及精神卫生服务的均等性等宏观因素有关。

在本次会议上，本人当选为 WACP 理事，负责东亚地区的相关学术事务（图 4.1）。与会期间，恰逢墨西哥的亡灵节（11 月 2 日），它类似于西方的万圣节和中国的清明节。会议承办方为缅怀已故的 WACP 创始人之一曾文星教授对文化精神医学做出的巨大贡献，按墨西哥习俗专门设立了颇具浓厚的拉丁美洲文化特色的纪念曾文星先生的祭坛（图 4.2）。此外，第五届世界文化精神医学大会将于 2018 年 10 月在美国纽约召开，由美国哥伦比亚大学费尔南德兹教授负责组织，其大会主题是："推进文化精神医学的实际影响以获得全球精神卫生服务的公平性。"可以说，文化精神医学正在融入精神医学的主流之中，仅仅采用生物还原论是难以全面阐明精神障碍的，因为人不仅是生物、心理、社会的人，更是文化的人。

4. 中国大陆跨文化精神医学的兴起

中国大陆跨文化精神医学起步于 1979 年（一说为 1978 年），[①] 一批热衷于跨文化精神医学研究的专家、学者如何慕陶（四川医学院，现并入四川大学）、万文鹏（云南省精神病医院）等人参加完北京召开的医学心理学座谈会后，在医学心理学专业委员会名下，成立了中国民族心理和精神病学考察组，办事机构挂靠在四川医学院精神科。

1980 年，在昆明召开了有关的工作会议，从而启动了一系列对云南、新疆、四川等地少数民族或广东、海南沿海地区有关精神卫生的跨文化研究。

1983 年，世界卫生组织在上海举办了与文化精神医学有关的会议，从事文化人类学或文化精神医学工作的著名学者如美国文化人类学家许烺光先生、美国精神医学家曾文星教授、台湾地区精神医学家林宗义教授和日本精神医学家土居健郎等前来中国大陆，介绍国外或台湾地区在此领域所开展的研究。

1987 年，曾文星教授再次访问中国北京医科大学精神卫生研究所（他

[①] 何慕陶著："跨文化精神病学"，《内蒙古精神卫生》，1990 年，第 6 期。刘连沛著："当前我国民族文化精神病学研究的主要成就和今后的发展方向"，《中国民政医学杂志》，1996 年，8（增刊）：2-7。

被该所聘为客座教授）以及广州市精神病医院等机构，将国外文化精神医学的成果介绍到中国，尤其是他将《文化、心理与治疗：文化精神医学入门》一书引入中国，让国内一些精神科专家进一步了解了文化精神医学的内涵。可以说，曾文星先生是首位向中国大陆传播世界文化精神医学理念与实践的重要人物，居功至伟。

1989 年，中华医学会神经精神科学会成立了民族文化精神病学组，由何慕陶为组长，万文鹏、赵耕源、赵亚忠和赵竹林为副组长开展相应的研究工作。1994 年，中华医学会精神医学会分在民族文化精神病学组的基础上继续开展工作，逐步开始重视"心理学的本土化"问题、提升精神科医师的"文化胜任力"、关注移民的精神卫生问题以及提供具有文化特色的精神卫生政策及其相应的服务。1996 年，中华医学会精神医学会分下设的民族文化精神病学组更名为"文化精神病学组"，由刘连沛为组长，赵旭东、张聪沛为副组长开展工作。力图"同人类学、心理学及社会学共同携手进行研究等，使我国民族文化精神医学健康地向纵深发展，赶上、达到或世界水平"。[①] 与此同时，北京大学精神卫生研究所（北京，2006）、同济大学（上海，2010）分别承办的文化精神医学国际会议，标志着中国文化精神医学正在逐步迈向世界的舞台。

然而，纵观中国大陆文化精神医学 30 余年的发展历程，虽然已经取得了一些令人骄傲的成就，[②] 例如，何慕陶教授（1994）撰文总结了"中国文化精神病学 14 年的研究概况"：[③]（1）考察了我国朝鲜族、蒙古族和藏

---

① 刘连沛著："当前我国民族文化精神病学研究的主要成就和今后的发展方向"，《中国民政医学杂志》，1996 年，8（增刊）：2-7。

② 赵旭东、刘连沛、万文鹏著："我国跨文化精神病学的简要回顾"，《中华精神科杂志》，1999 年，32（4）：205-207。

③ 何慕陶著："中国文化精神病学 14 年的研究概况"，《中国民政医学杂志》，1994 年，6（增刊 1）：2-10。

族等 27 个少数民族的精神卫生状况；（2）开展了"社会文化变迁与健康关系的影响"、"社会文化对健康的影响"、"消极社会文化因素引起的疾病"及"治疗和预防中的社会文化因素"等专题研究，成绩斐然。此外，我们（2012）还对国内 5 种主要精神医学专业期刊 1980–2009 年刊登的文化精神医学文献进行了系统回顾、分析，研究结果显示：[1]（1）我国文化精神医学主要考察了少数民族的精神障碍患病率和精神病理塑型，证实了社会文化对一些精神障碍的形成与临床症状的表现存在一定关联；（2）深入开展了与中国文化有关的精神障碍如"气功所致精神障碍"和"恐缩症"等研究；（3）文化精神医学研究领域有所延伸，从跨文化心理学的角度比较了不同族群的心理特征；（4）探讨具有外来文化影响的心理治疗如日本森田疗法以及初步建立源自本土的中国道家认知疗法。

但相比国际上文化精神医学的发展，目前中国文化精神医学尚存在一定的差距，我们还应该提高以下几点认识。[2]

（1）文化因素不仅影响少数民族，也影响多数民族，不仅影响西方社会，也影响东方社会。文化作为一个重要变量，影响着精神卫生问题以及相应的服务政策，文化精神医学也由此从边缘逐步走向主流。

（2）精神科医师还需加强与文化人类学家的合作，精神医学家通常采用客位研究法研究当地的精神障碍与异常行为。文化人类学家通常采用主位研究法理解当地的精神障碍与异常行为。前者注重学科的普适性，后者强调学科的相对性。因此，当我们在研究文化与精神卫生问题时要兼顾这两种方法的应用。

---

[1] 李洁、冉茂盛、郝元涛等著："1980–2009 年五种国内精神科期刊中文化精神医学文献刊出情况的回顾性分析"，《中华精神科杂志》，2012 年，45（3）：173-174。

[2] 李洁、赵旭东著："第二届世界文化精神医学大会介绍"，《中华精神科杂志》，2010 年，43（2）：121-122。

（3）尽管中国的传统文化，尤其是儒家思想、老庄哲学蜚声海内外，但与中国本土文化密切相关的心理治疗如道家心理治疗等尚不如源自日本的与佛教有关的森田疗法、内观疗法盛行，还有待进一步完善与推广。

（4）随着全球化进程的加快、社会流动性的增加，跨文化沟通已经成为国内很多地区的临床医师必须具备的日常工作能力，故他们应提升包括外语在内的沟通、交流能力，以便更好地为具有不同文化或亚文化背景的少数民族、华裔、华侨、移民和难民等外籍人士服务。

（5）鉴于精神障碍的复杂性，精神医学专家除了对各自的亚专业如生物精神医学、社区精神医学有所研究之外，还要对精神医学学科本身进行哲学层面的思考，建立一种对学科的认识论和方法论。唯有如此，才能真正形成具有中国历史文化特色的精神医学，[1]而非只是国外某种假说或量表的验证、国外某种心理治疗或康复技术的"本土化"。

二、跨文化精神医学学科的术语

1. 文化的含义

虽然在本书的开始部分便介绍了不同学派的文化观，但在这里我们还是提及布拉格与布惠在《文化精神医学教科书》中引用的文化定义，因为这些文化定义与文化精神医学的关系更为紧密。

吉尔玛雅（2007）在此强调了三种不同的文化含义。[2]文化的含义一：文化意味着培养、教养，它是一种文明演化过程，以欧洲历史为例，即从

---

① 李洁编著：《艺术与精神医学》，华夏出版社，2015 年，第 118 页。

② Kirmayer, "Cultural Psychiatry in Historical Perspective". *Textbook of Cultural Psychiatry.* Cambridge University Press, 2007, 4-5.

早期的游牧文化演化为农业文化（种植庄稼），又从农业文化演化为城市文化（包括国家与帝国）^{（注七）}。在这种文化演化过程中产生了精良的标准，这种标准是可以用于不同文化的比较的。在这里，文化等同于文明。古典进化学派的代表人物、英国著名人类学家泰勒就持这种观点。它具有习得性和共享性。

文化的含义二：文化具有集体认同感，即一个群体基于世系血统、语言、宗教、性别或种族等因素在一定的区域范围内有别于另一个群体。它具有地方性和独特性。

文化的含义三：它是一种生活方式，是在一个复杂的体系中具有的价值观、习俗、信仰及其实践。文化不仅隶属于社会组织的方方面面如风俗习惯、知识和当地的实践，也包含了个体内化的过程。在当今的世界，文化既可以由专家和职业者作为群体通过跨越国界分享知识与实践而形成，也可以通过当地的社区或"亚文化"^{（注八）}而形成。

文化精神医学界有时混用这三种不同含义的文化。对这三种文化的使用实际上反映了文化精神医学的不同历史观。第一种文化观折射了所谓欧美文化的"强势"与"优越感"或者种族优越感。在他们看来，与他们自己的文化相比，不少民族的规范准则、价值观念、思考方式和存在方式是"落后的"、"原始的"和"未开化的"。显然，采用这种文化观研究文化精神医学是片面的、不足取的。而且，这种带有殖民主义色彩的比较精神医学难以深入考察当地精神障碍患者的社会文化背景。

第二种文化观强调要借用人种志的方法研究文化精神医学的问题。例如，在文化人类学家看来，文化约束综合征（文化束缚综合征，见后）并非由精神科医师所认为的先由当地文化促成当地人的特殊症状，再构成综合征，然后被归纳到某种精神障碍的诊断标准之中。文化人类学家认为，有时文化约束综合征可能是当地人表达一种悲痛的方式而已，并非病理性的。

第三种文化观则强调了亚文化的作用，即在具有某种亚文化背景下的"异常"行为可能与精神障碍无关。

例如，精神医学家米克罗（1934）为我们讲述了一位印第安少年杀死其父亲的故事。有一天，一位印第安少年突然拿刀杀死了自己的父亲，然后，他跑去警察局自首，平静地说这是遵照自己的守护神的神谕干的。显然，这是处于精神异常的情况下干的，于是，这位少年被送进了米克罗所在的精神病院，接受米克罗的诊治。不久，这位少年的母亲赶到了医院，非常心平气和地对米克罗医生说："我的孩子没有什么奇怪的举动。在我们村子里，谁都有自己的守护神，经常在冥冥中听到守护神的告谕，并按照他说的话行动。"[①] 米克罗医生由此得出结论："人类的正常和异常的标准是因社会和文化而异的，因为在我们的文明社会只能被认为是异常的事情，在平原印第安人的社会中则是正常的。"[②]

2. 主位与客位研究法

美国语言学家、人类学家派克（Kenneth Pike，1912–2000）根据语言学中音位的和语音的之间的区别[（注九）]类比到文化体系的研究中，提出了主位和客位两种新的文化研究方法。主位研究法是指研究者尽可能从当地人的视角（内部习语）去理解文化、理解行为，通过听取当地报道人对病痛习语以及病患分类等事物的认识进行整理和分析的研究方法。主位研究法将报道人放在更重要的位置，把他的描述和分析作为最终的判断。同时，主位研究法要求研究者对研究对象有深入的了解，熟悉他们的知识体系、

---

① 祖父江孝男著：《简明文化人类学》，季红真译，作家出版社，1987 年，第 138-139 页。

② 同上。

分类系统，知晓他们的概念、话语及意义，通过深入地参与观察，尽量像本地人那样去思考和行动。客位研究法是指研究者从一个文化体系之外，以一个外来观察者的角度（外部标准）来理解当地的文化与行为，以研究者的标准对其行为的原因和结果进行解释，用比较的和历史的观点看待民族志提供的材料。客位研究法要求研究者具有较为系统的知识，并能够将研究对象与实际材料联系起来进行应用。

无论是主位研究法还是客位研究法，都有各自的优缺点。主位方法位于研究的系统内，其主观性强、客观性弱，在不同的文化背景中难以比较不同的行为；客位方法位于研究的系统外，其客观性强、主观性弱，所观察到的行为缺乏文化上的意义。因此，当我们在研究文化与精神卫生问题时要注意这两种方法的平衡。例如，在研究不同文化背景中的精神障碍时，最好由文化"圈内人"与文化"圈外人"共同合作，以弥补这两种研究方法上的不足。

3. 文化普适性与文化独特性

文化人类学家虽认同不同族群间的生物心理平等性，但也不否定族群间的文化差异，进而提出文化普适性、文化一般性和文化独特性的问题。[①]文化普适性是指大多数人类社会所奉行的价值观念、行为准则和风俗习惯。例如，大多数社会禁止在父母与子女之间以及同胞兄弟姐妹之间发生性关系，即遵守乱伦禁忌；提倡外婚制（即与该群体以外的人结婚）。同样，民主与法治等治国理念成为当今大多数文明社会共同追求的核心价值观。文化独特性是指极少数人类社会所奉行的价值观念、行为准则和风俗习惯。例如，对大多数社会而言，人生的婚礼要重于葬礼。然而，文化人类学家科塔克（Kottak，1966）对马达加斯加的贝兹里奥人的研究结果却相反，婚礼远不如葬礼重要，因为在当地人看来葬礼体现了死者的社会地位与终生

---

① Kottak, *Cultural Anthropology*, 5th edn. McGraw-Hill, Inc., 1991, 35-48.

成就。2015 年，我有幸应邀赴墨西哥巴亚尔塔港参加第四届世界文化精神
医学大会。与会期间，恰逢墨西哥的亡灵节（11 月 2 日），类似于西方的万
圣节和中国的清明节。当地人将其已故成人（"成灵节"）的骨灰盒等物品
摆放在闹市区、大海边进行祭奠（图 4.3），他们并无明显悲痛、伤感之情，
意在与死去的亲人一起欢度节日。正如墨西哥诗人、散文家帕兹（Paz，
1950）认为，古代墨西哥人将生命看作"死亡中的延续"体，是一种生与
死、死与重生相联系的过程，即"我们的死启发了我们的生。如果我们的
死缺乏意义，那么我们的生命也毫无价值"。[①] 这不仅是墨西哥人生死观的
体现，同时也是他们的文化独特性的表现。此外，文化一般性则介于文化
普适性与独特性之间。例如，一些社会中出现的核心家庭（由夫妻和其子
女组成的家庭）便是文化一般性的体现。

从以往的精神医学史看，精神医学家更多地使用文化普适性的观点对
待精神障碍，强调文化的普遍性。文化人类学家则更多地使用文化独特性
的观点看待精神障碍，强调文化的相对性。两者各有其局限性。例如，既
不提倡采用文化普适性的观点看待不同文化中的心理异常现象，也不容忍
利用文化独特性的"借口"虐待精神障碍患者。文化精神医学家的任务就
是从方法学上整合、兼顾这两种不同的观点。

4. 文化 / 跨文化精神医学的含义及演变

跨文化精神医学之父克雷丕林（1904）使用了"比较精神医学"一词，
他被学术界视为跨文化精神医学的先驱。并且，带有殖民主义色彩的疯人
院成为比较不同民族、不同文化背景下精神病理学的主要场所。

法国人类学家德弗罗（1940）使用"原始精神医学"术语，主要研究
没有文字的部落中的精神障碍及其治疗方法。济维（1972）使用过"前科

---

① 帕兹著：《孤独的迷宫》，赵振江、王秋石等译，北京燕山出版社，2014 年，第 43 页。

学精神医学"这个术语。这两个术语均有负面的意义,即带有"原始的"、"非科学的"的含义,故而,后来逐渐被弃而不用。之后,有学者使用"民族精神医学"一词,表示用一种综合性的人类学方法研究一个特殊的民族,主要是原始部落。类似的术语还有"民间精神医学"和"人类学精神医学"。

跨文化精神医学分支学科的主要推动者维特科沃(1955)首先使用了"跨文化精神医学"(transcultural psychiatry)这一术语,其前缀 trans,有超越、跨越的含义,甚至有超越人类知识的含义。显然,这并非维特科沃的本意,他的本意是想通过科学的观察从一种文化单位跨越到另一种文化单位进行精神医学研究。

美国人类学家墨菲和精神医学家雷顿(1965)使用"比较文化精神医学"这个术语,来比较不同社会文化、不同民族中精神障碍发生的频率与症状学上的差异。

美国精神医学学会(1969)采用了维特科沃的术语"跨文化精神医学",用于"不同的社会、国家和文化中精神健康和精神障碍的比较性研究,以及探讨精神障碍与文化环境的相互关系"。[①] 美国的人类学家或社会学家则很少用"跨文化"一词,倾向于用"比较文化"一词;心理学家则出版相应的刊物《比较文化心理学杂志》。

后来美国文化精神医学家法瓦萨与奥曼(1978)使用了简单明了的术语"文化精神医学",这个做法很快便得到了曾文星等学者(1981)的响应。"文化精神医学"一词的用意在于强调无论个人还是民族、东方还是西方都会受到文化的影响。因此,目前在精神医学界基本上使用"文化精神医学"这一术语作为该分支学科的命名,与"生物精神医学"、"社区精神医学"等分支学科相对应。

---

① Tseng, *Handbook of Cultural Psychiatry*. Academic Press, 2001, 4.

文化精神医学主要是指研究不同社会、文化对精神障碍及其治疗的影响，主要包括：

（1）跨文化比较研究精神障碍及其传统疗法，主要与医学人类学有关；

（2）对有文化差异的人群包括本地人、移民和难民的精神卫生需求尽量作出响应，它主要与临床／健康心理学有关；

（3）把精神医学本身作为一个特定的文化史加以人种志研究，主要与医学社会学有关。

2007 年，布拉格与布惠两位著名学者邀请全球 50 余名在该领域颇有造诣的专家编纂了全球第一部权威的大型《文化精神医学教科书》，标志着文化精神医学的逐步完善与亚学科名称的统一。

当然，在"全球化时期"，文化精神医学不仅强调来自欧美等西方发达国家的精神医学，同时也注重不同文化背景下的中低收入国家的精神医学及其实践。[1]

三、文化在临床中的作用

1. 阿拉孔（1999）指出了文化在临床中的五大作用[2]

（1）文化作为解释工具

强调对人类行为非病理性质的解释。临床医师通过对当地的宗教信仰、

---

[1] 李洁编："文化精神医学"，见肖水源、黄悦勤主编：《全球精神健康》，人民卫生出版社，2016 年，第 68—83 页。

[2] Alarcón, Westermeyer, Foulks, et al., "Clinical Relevance of Contemporary Cultural Psychiatry". 1999, *J Nerv Ment Dis*, 187（8）：465-471.

当地对疾患的理解以及情感表达方式等文化背景的理解，帮助他们解释所观察到的人类行为。例如，在一些教堂里，人们在他们的宗教仪式上可诱导出幻觉。显然，这些幻觉并不具有临床意义。因此，有些医生偶尔会给受当地文化背景影响的行为表现贴上精神症状或者精神病的标签。另一方面，在一些文化背景中，人们在情感上的不适可能通过躯体上的症状表达出来。例如，在中国的文化大革命期间，被诊断为神经衰弱老百姓是可以接受的（亦即文化上的可接受性），在他们看来，这尤其是脑力劳动工作者容易产生的问题。患上神经衰弱一般不会给其个人、家庭与社会带来心理负担，而被诊断为抑郁症则被视为严重的精神障碍，给患者、家庭和周围同事带来一定的社会压力。显然，文化在这里起到了"患病角色"的作用^(注十)。

（2）文化作为致病因素和病理塑型作用

文化既可起到致病作用又能起到对临床症状产生调节的病理塑型作用。例如，对婴幼儿成长的忽略、家庭充满暴力、对不现实的期望的传递等会使一些儿童产生疾病的素质因素或潜在的致病因素，可能会导致在他们的成年期出现精神障碍。莱夫等（1982）对精神分裂症患者家庭进行的高情感表达研究发现^(注十一)，① 处于高情感性表达的家庭的患者更容易复发，这是西方社会较早发现的家庭氛围与精神分裂症复发之间的关系。

（3）文化作为诊断和分类因素

在《国际疾病分类》第 10 版（ICD-10）的适应障碍诊断中，包含了文化休克的亚诊断，这主要是外来人如移民、难民等不能适应当地主流文化而产生的特定的适应障碍。从人类学的层面讲，这主要是没有发挥出文化

---

① Leff, Kuipers, Berkowitz, et al. "A Controlled Trial of Social Intervention in the Families of Schizophrenic Patients". *Br J Psychiatry*, 1982, 141（2）: 121-134.

的涵化作用。与此同时，在 ICD-10 的附录中，还包含了一些诊断地位尚不明确且与特定文化有关的精神障碍。它们的主要特点是：其一，不易纳入现有的国际性精神障碍分类的类别；其二，它们先是在特定的人群或文化区域内被描述出来，其后也只存在于特定的人群或文化区域或者与之密切相关。[①] 在美国的 DSM-Ⅳ中则包含了更多的文化相关综合征，表明难以将这些文化综合征归类到传统的诊断和分类中，甚至某些综合征是非病理性的，按照当地的说法有其特定的文化含义。

涉及诊断领域的另一个与文化因素有明显关联的，是心理评估工具的翻译、修订和效度上的问题。心理评估工具从一种文化移植到另一文化中会涉及跨文化的等价性问题。

弗莱厄蒂（Flaherty，1988）指出，[②] 跨文化的等价性主要包含以下五个维度：

①内容等价性：心理评估工具各条目的内容与所要研究的文化的现象密切相关；

②语义等价性：各条目翻译成所要研究的文化的语言或习语（书面语或口头语）后，各条目在每种文化中的含义要一致；

③技术等价性：采用不同评估方式（如使用笔和纸，进行晤谈等）所获得的数据在每种文化中都应具有可比性；

④效标等价性：变量测量的解释与每种文化中的常模仍具有可比性；

---

① 《ICD-10 精神与行为障碍分类：研究用诊断标准》，世界卫生组织授权，刘平、于欣、汪向东译，许又新、舒良校，人民卫生出版社，1995 年，第 163-174 页。

② Flaherty, Gaviria, Pathak, et al., "Developing Instruments for Cross-Cultural Psychiatric Research". 1988, *J Nerv Ment Dis*, 176（5）：257-263.

⑤概念等价性：在每种文化中，评估工具都是用来测量相同的理论架构的。

为此，世界卫生组织（2008）出台了一个英语评估工具应用于其他机构的协议。强调"要实现英语工具的不同语言文本在目标国家或文化中概念上的等价性。也就是说，要使工具在目标国家或文化中同样是自然的、可接受的和可操作的。其关注点不在语言或文字上的等价性，而是强调跨文化与概念上的等价性"。①

（4）文化作为一种治疗性与保护性的因素

1973 年，世界卫生组织对 9 个国家（哥伦比亚、捷克、丹麦、印度、尼日利亚、中国台湾、苏联、英国和美国）的 1202 位精神分裂症患者进行了名为"精神分裂症国际试点研究"的跨文化调查。其结果显示，来自发展中国家或发达国家的农村的精神分裂症患者，其远期预后要好于发达国家城市的患者。如果患者的家庭或其所在的社区显示了更大的包容、接纳以及帮助患者恢复他们的功能水平的意愿，那么，精神分裂症患者不会显得那样紊乱与孤立。同样，文化因素也可能直接或间接阻止一些精神障碍的发生，从而成为一种保护因素。例如，肯德勒（1997）的一项遗传流行病学的调查表明，② 个人的宗教虔诚在应对应激性事件和物质滥用方面可以起到缓冲作用。

心理治疗与人种精神药理学研究中亦涉及文化的问题。林氏（1986）主张心理治疗并不需要跟随西方（或）弗洛伊德对过去重构的强调，在一

---

① Prince, "Cross-Cultural Research Methods and Practice". *Global Mental Health : Principles and Practice*. Oxford University Press, 2014, 63–65.

② Kendler, Gardner, Prescott, "Religion, Psychopathology, and Substance Use and Abuse : A Multimeasure, Genetic-Epidemiologic Study". *Am J Psychiatry*, 1997, 154（3）: 322–329.

些文化中，过去受到高度的重视，心理治疗的目的是如何把患者的过去有机地整合起来，而不是克服它。在这里心理治疗师起到了一种"文化经纪人"的作用。

在临床实践和研究中人种精神药理学的问题逐渐得到了认识。不同的人种药物代谢动力学和药物效应动力学的差异，能够帮助解释不同人种对药物的反应和不良反应的差异。例如，34 名健康志愿者（12 名高加索人和 22 名亚洲人）接受氟哌啶醇治疗 7 小时后，检查志愿者的氟哌啶醇药物血浓度发现，[①] 亚洲人的药物血浓度明显高于高加索人。该结果提示，这种氟哌啶醇代谢动力学的差异主要是与高加索人和亚洲人的肝脏首过效应代谢率的不同有关。在台湾著名精神医学家林克明教授的进一步研究中发现，[②] 比起高加索的精神分裂症患者，亚洲的精神分裂症患者被给予较低的氟哌啶醇剂量就会出现类似于高加索人的血药浓度，并且出现锥体外系副反应的较低阈值。

在一个大的社会环境当中，应激水平的高低、社会支持的质量与数量的多少以及不同的人格方式均会受到当地文化的影响，进而影响对精神障碍的评估以及精神障碍本身的病程与结局。

（5）文化作为一种管理与服务的工具

一些文化因素已经渗透到当地的社区健康服务中。例如，在中国 20 世纪 60、70 年代，由国家卫生部、民政部和公安部等部门提出的"精神病三级防治网"、"群众看护网"等社区管理模式既体现了"群防群治"的策略，又折射了中国的集体主义思想。这种思想无不受到"君君、臣臣、父父、

---

① Yu, Liu and Lin, "Psychopharmacology across Cultures". *Textbook of Cultural Psychiatry*. Cambridge University Press，2007，402–413.

② 同上。

子子"、① "父子有亲、君臣有义、夫妇有别、长幼有序、朋友有信"② 的儒家文化的深刻影响，它强调等级结构（下级服从上级，地方服从中央）与集体和谐（顾全大局）。柯亨等人（2009）指出，③ 在给精神障碍患者及其家属提供服务时，要充分考虑当地的文化因素，以便为精神障碍患者及其家属提供的精神卫生服务具有可获得性、可及性、可担负性、可接受性和可说明性。

当然，按照阿拉孔的观点"所有的精神科医师都应该努力（致力于）培养患者的生物 - 心理 - 社会 - 文化 - 灵性健康"。④ 因此，在他看来，文化精神医学并不是精神医学的亚专科，而是文化因素应该渗透到每一位精神科医师的临床实践之中。

2. 曾文星（2006）总结了文化因素对精神病理的七大影响⑤

作为世界文化精神医学协会首任主席的曾文星先生（通晓日文、中文与英文，可谓"一种人生，三种文化"）为我们进一步梳理了文化因素是如何影响精神病理的。他创立了文化影响与各种精神障碍（从文化相关综合征、集体流行性精神障碍、轻性精神障碍、物质滥用、重性精神障碍到器质性精神障碍）的矩阵图，在推动文化精神医学的发展中颇有建树。这个矩阵图中所表达的观点在他与麦克德墨特早年合著的《文化精神医学入门》

---

① 朱熹注：《大学》，上海古籍出版社，1987 年，第 51 页。
② 朱熹注：《孟子》，上海古籍出版社，1987 年，第 39 页。
③ Kohn, Wintrob and Alarcón, "Transcultural Psychiatry". *Kaplan & Sadock's Comprehensive Textbook of Psychiatry*, 9th edn. Lippincott Williams & Wilkins, 2009, 734–753.
④ Lamberg, "Reanto Alarcón: Long-Time Advocate for Awareness in Psychiatry". *Psychiatric News*, 2016, Sep2.
⑤ 曾文星著：《文化精神医学：学理与应用》，台北水牛出版社，2006 年，第 89–102 页。

一书中是看不到的，① 它极大地丰富了该学科的内涵，同时亦意味着该学科有了长足的发展。现将矩阵图介绍如下。

（1）精神病理的发病机制、作用。一般人所持有的某种文化观念有时会给他或她带来心理上的应激或挫折感，从而产生与文化因素明显相关的精神障碍。如印度的年轻男人，迷信射精过多就会对身体不利，出现过分担心的情绪反应，导致泄精症。又如，恐缩症的发病本身就与当地文化有关（后有详述）。

（2）病理选择作用。当人们遭遇强大的应激而又无法应对时，很可能产生病理性的情感反应和（或）异常行为。这些病理性的精神反应与人们所遭受的应激事件的性质、强度有关，与人们各自的性格特点以及应对方式有关；与当地的社会支持有关，同时也与当地的文化背景有关。由文化因素的强烈影响而产生的情感反应和（或）异常行为即为文化上的病理选择作用。例如，日本人因经济破产而选择的全家人集体自杀或家庭自杀，便是典型的例证。家庭自杀一般是父母亲在自杀之前先杀死自己年幼的子女，然后再双双自杀，或者全家人一起服毒或跳海自杀。

（3）病理塑型作用。精神障碍患者的社会文化背景不同，其妄想的内容可有所不同。例如，在落后的边远地区，患者妄想的内容可能多为鬼、神之类的，而在发达的城市，患者妄想的内容可能多为高科技、电磁波之类的。在西方社会出现的社交恐惧症，在日本可能表现为人际关系恐惧症，它是指患者在人际交往中出现许多特殊的害怕：害怕冒犯别人或给别人带来不快；害怕与别人目光对视；害怕自己脸红给别人带来尴尬（赧颜恐怖）；害怕自己放出难闻的气体；害怕自己出现不快的面部表情；害怕自己

---

① Tseng & McDermott, *Culture, Mind and Therapy : An Introduction to Cultural Psychiatry*. Brunner/Mazel Publishers，1981.

难看的体貌（畸形恐怖）。

（4）病理繁衍作用。发生在马来西亚的马来模仿症，因其发作时有滑稽的表现而被当地社会所接受，故有强化作用。又如，中国女性在过去近千年的缠足（莲花脚、金莲脚），很多中国人曾沉浸在对女性之脚的狂热喜好中。中国现代散文家、诗人周作人曾说："事实上中国人仍不得不暂时被称为世界上唯一的拜脚——而且是拜毁伤过的脚的民族。"[①] 中国的社会文化曾对"恋足"心理起到了强化作用。三寸金莲曾被视为优雅、有教养的标志。中国古代不少文人墨客都曾大加欣赏、吟诵，甚至"品"出了小脚的"四美"（形、质、姿、神）、"三美"（肥、软、秀）。在"风鞋抛合缝，罗袜卸轻霜；谁将换白玉，雕出软钩香"[②] 的文化背景下，曾有不少男性"痴迷"在女人的脚下、鞋中。

（5）病理识别作用。一个人的行为是否正常与当地的文化观念密切相关。同样是在大庭广众的裸体行为，在不同的场合可有正常与异常之分。与当地的文化背景相协调、与当时的气氛相融洽的裸体行为，或裸体者展示某种标新立异的行为艺术，在很大程度上并非是精神障碍的表现。

（6）病理促发作用。对精神病理的发生有影响，如不同文化背景下的自杀率有所差异。据世界卫生组织（2004）报告，在 90 余个国家或地区中，日本男性自杀率为 35.2/10 万，排在第 11 位；女性自杀率 13.4/10 万，排在第 3 位。这实际与日本文化不无关系。起源于中世纪的切腹自杀成为日本文化的一种象征。它源于人的灵魂藏于腹部的信仰，其切腹的逻辑就在于"我打开我的灵魂宝库，给您看看它的样子吧。是污浊的还是清白的？

---

① 周作人著：《谈虎集》，北新书局，1936 年，第 232–233 页。

② 老雅编译：《脚·鞋·性》，北岳文艺出版社，1993 年，第 39 页。

请您自己来看它吧"。[1] 或者说，"它是武士用以抵罪、悔过、免耻、赎友或者证明自己忠实的方法"。[2] 例如，在第二次世界大战之后成名的小说家、戏剧家三岛由纪夫（1925–1970）不仅崇尚唯美主义，也执着于武士道精神，并于 45 岁戏剧性地切腹自杀。

此外，日本文学对自杀也有一定的渲染作用。近松门左卫门（1653–1724）是日本江户时代的木偶戏和歌舞伎剧作家，被视为日本的莎士比亚。他在《曾根崎心中》描写了一对青年男女殉情自杀的故事。[3] 一个酱油店的伙计德兵卫因为不答应叔叔为他包办的婚姻，被逐出大阪。其间，他遇见了以前相好的情人妓女阿初，两人俨然是一对夫妻。后来，两人来到一个名叫"曾根崎天神树林"的地方，看到一棵松树的枝干与棕榈树的枝杈连在一起、交错攀缠，宛如结为连理的夫妻，就选定在此处殉情。德兵卫先是用短刀刺死阿初，后来用阿初带来的剃刀自杀身亡。近松门左卫门在另一部戏剧《情死天网岛》中描写了主人公——一个纸店老板治兵卫，在经历了夹在妻子阿灿、家人和妓女小春之间左右为难的苦恼后，与小春私奔，来到网岛寺旁边拦截小河的水闸堤坝上，分别削发为僧、尼，然后治兵卫将小春刺死后自缢身亡。

（7）病理反应作用。主要是指社会文化因素间接影响对疾病的认识、态度、治疗的效果与预后。例如，在尼泊尔，一般人相信人有时会受惊而失魂。因此，在当地看到有人精神恍惚、心情不好、易哭泣等精神异常时，便怀疑他或她受到了刺激而灵魂失散，于是，赶快去请土著巫师设法将失散的灵魂"勾回"。目前，随着全球化时代文化多元化的相互包容，一些

---

[1] 新渡户稻造著：《武士道》，张俊彦译，商务印书馆，1993 年，第 66–75 页。

[2] 同上。

[3] 近松净瑠璃剧作选，《净瑠璃的世界》，王冬兰、康燕玫、韩军等译，文化艺术出版社，2006 年，第 1–38 页，第 101–154 页。

来自欧美国家的"主流"文化，也在不断接纳来自少数地区的"非主流"文化。据悉，美国加州默萨德默西医疗中心于 2009 年将萨满巫医引入医院，以期达到"医生看病、巫医救魂"的目的。[①]萨满的主要任务是召回"病者"失去的灵魂、驱除其身体中的魔鬼。

四、文化约束综合征／文化相关综合征

1. 文化约束综合征的历史与特征

如前所述，殖民主义的不断扩张，使得欧洲精神医学家、传教士等有机会观察来自海外殖民地、具有不同文化背景的精神病患者的症状表现以及一些"奇异的"、"少见的"精神障碍或异常的行为反应。例如，据记载，[②]英国学者艾利斯（1893）报告了在新加坡疯人院中见到的杀人狂，1897 年他又报告了在马来人中的模仿症。德国精神医学家克雷丕林不仅擅长对精神障碍分类，而且对欧洲以外的精神病患者的表现也颇感兴趣。在他的精神医学教科书第八版（1909）中首次描述了与文化有关的综合征如模仿症、恐缩症和杀人狂。[③]随后一些学者陆续报告了一些"奇异的"、"少见的"综合征（见表 4-1）。[④]

① The New York Times, 2009, Sep, 19.

② Tseng, "From Peculiar Psychiatric Disorders, Culture-Bound Syndromes, to Culture-Related Specific Syndromes". *Transcult Psychiatry*, 2006, 43（4）: 554-576.

③ Jilek, "Culturally Related Syndromes". *New Oxford Textbook of Psychiatry*. Oxford University Press, 2000, 1061-1066.

④ Tseng, "From Peculiar Psychiatric Disorders, Culture-Bound Syndromes, to Culture-Related Specific Syndromes". *Transcult Psychiatry*, 2006, 43（4）: 554-576. Tseng, *Handbook of Cultural Psychiatry*. Academic Press, 2001: 3-19, 211-263.

表 4-1 一些学者报告的与文化相关的综合征

报道者	年代（年）	综合征	主要见于
艾利斯	1893	杀人狂	马来半岛，马来人
艾利斯	1897	模仿症	马来半岛，马来人
白瑞尔	1913	北极圈癔症	北极圈，爱斯基摩人
库珀	1933	食人狂、威铁哥、威铁哥精神病	加拿大北方，克里族印第安人
帕泽	1934	恐缩症	中国广东，中国人
威尼兹和威劳斯基	1936	惊吓症	日本北方，阿依努人
斯戴	1940	泄精症	印度，男性
格瑞林	1948	魔力惊吓	危地马拉高地，危地马拉人
坎农	1957	伏都死亡症	南美洲或非洲等地，土著人
玛丽	1959	发神经	波多黎各，波多黎各人
普瑞斯	1960	脑疲劳	尼日利亚，学生
兰博	1962	恶性焦虑症	尼日利亚，尼日利亚人
鲁贝尔	1964	失魂症	美国，西班牙后裔
瑞氏	1966	怕冷恐惧症	中国台湾，中国人

香港学者叶宝明于 1951 年首先将这些在非西方社会中见到的"奇异的"、"少见的"综合征称为"奇异的精神障碍"，并于 1967 年将这些综合征的名称修改为"文化束缚反应综合征"，次年简化为"文化约束综合征"。因此，文化约束综合征是指个体或群体出现奇异的、少见的与特定文化有关的异常行为和苦恼体验，这些异常表现局限于一定的文化区域内，且在西方疾病诊断体系中有时难以归类。[①] 例如，在叶宝明看来，杀人狂主要见于马来人，恐缩症主要见于中国南方居民，泄精症主要见于印度人。此

---

① 李洁著："文化束缚综合征的历史与现状"，《临床精神医学杂志》，2011 年，21（3）：207-208。

外，文化约束综合征主要与当地文化有关，故又称为"文化特定性障碍"。

采用文化约束综合征给非西方社会中见到的"奇异的"、"少见的"综合征命名，它强调的是文化束缚与约束作用，但在实际运用过程中，不少学者包括精神医学家对文化约束综合征这一术语的过分使用，导致文化约束综合征大量增多。例如，胡格斯（Hughes，1985）就汇编了 168 个文化约束综合征。然而有资料显示，杀人狂不仅见于马来人，也见于新几内亚、老挝、泰国以及菲律宾等国人；恐缩症不仅见于中国人，也见于泰国和印度人；①②③ 泄精症不仅见于印度人，甚至还见于欧美人。④

以上情况表明文化约束综合征并不局限于某一种文化单位或区域，还可能出现在其他许多文化之中。曾文星和麦克德墨特（1981）建议将文化约束综合征重新命名为"文化相关特殊精神障碍"，并强调其内在的含义：⑤

（1）它们的某些特殊的临床特征并不常见于其他精神障碍中；

（2）它们在一些文化区域相当常见，但在其他地方少见；

（3）它们的临床特征与文化密切相关。

后来，为了更准确地表达这些综合征的含义，曾文星（2001）⑥ 将"文

---

① Tseng, "From Peculiar Psychiatric Disorders, Culture-Bound Syndromes, to Culture-Related Specific Syndromes". *Transcult Psychiatry*, 2006, 43（4）: 554-576.

② Tseng, *Handbook of Cultural Psychiatry*. Academic Press, 2001: 3-19, 211-263.

③ Tseng, & McDermott, "*Culture, Mind and Therapy: An Introduction to Cultural Psychiatry*". Brunner/Mazel Publishers, 1981, 41-57.

④ Sumathipala, Siribaddana, and Bhugra, "Culture-Bound Syndromes: The Story of Dhat Syndrome". *Br J Psychiatry*, 2004, 184（3）: 200-209.

⑤ Tseng, & McDermott, "*Culture, Mind and Therapy: An Introduction to Cultural Psychiatry*". Brunner/Mazel Publishers, 1981, 41-57.

⑥ Tseng, *Handbook of Cultural Psychiatry*. Academic Press, 2001: 3-19, 211-263.

化相关特殊精神障碍"修改为"文化相关特殊综合征",主要强调在精神症状的形成或表现时与文化的密切关系。而吉列克(2000)[1]则把这些综合征简化为"文化相关综合征"。

对于这些在西方社会中有时难以归类的精神障碍或行为异常,《国际疾病分类第 10 版》(ICD-10,1993)在附录中列出了 12 种文化特定性障碍,并给出了所建议的诊断编码。[2]美国 DSM-Ⅳ(1994)也首次列出了 25 种文化约束综合征作为多轴诊断的补充,并把主要见于中国文化的"气功所致精神障碍"、"神经衰弱"以及"肾亏"列入其中。[3]在《中国精神障碍分类与诊断标准》(CCMD-3,2001)中,除了纳入与文化相关的癔症性附体障碍之外,还列举了 3 种与中国文化较为密切的精神障碍,包括气功所致精神障碍(编码 42.1)、巫术所致精神障碍(编码 42.2)与恐缩症(编码 42.3),并放在明确的诊断编码中。[4][5]

2. 12 种文化特定性障碍

(1)杀人狂(amok):马来语 amok 的字面含义是"狂暴的战斗",是指一种紊乱的、随意的、多数为突然发生的杀人或强烈的暴力行为。当事人

---

[1] Jilek, "Culturally Related Syndromes". *New Oxford Textbook of Psychiatry*. Oxford University Press, 2000, 1061-1066.

[2] 《ICD-10 精神与行为障碍分类:研究用诊断标准》,世界卫生组织授权,刘平、于欣、汪向东译,许又新、舒良校,人民卫生出版社,1995 年,第 163-174 页。

[3] American Psychiatric Association, *Diagnostic and Statistical Manual of Mental Disorders*, DSM-Ⅳ. American Psychiatric Publishing, 1994, 843-849.

[4] 中华医学会精神科分会编:《CCMD-3 中国精神障碍分类与诊断标准》(第三版),山东科学技术出版社,2001 年,第 93 页,第 101-103 页。

[5] Lee, "Cultures in Psychiatric Nosology:The CCMD-2-R and International Classification of Mental Disorders". *Cult, Med Psychiatry*, 1996, 20(4):421-472.

通常手持凶器如刀、枪攻击别人或动物，在攻击前他们可出现一段时间的烦闷或轻微的抑郁。马来西亚土著又把这种攻击行为称为"眼圈发黑"。在事后当事人可能遗忘或疲乏，常伴有自杀。这主要见于印度尼西亚、马来西亚的男性，偶尔也见于非洲和其他一些国家如巴布亚新几内亚。

几百年前马来半岛出现杀人狂是很常见的，但从 20 世纪 30 年代起已经很少见了。为何这种特殊的暴力行为主要见于马来人，原因尚不清楚，但马来人容易获得匕首作为致命的武器是一个促发因素，加上马来文化过度限制青少年和成人而允许儿童放任表达他们的攻击行为，这可能易于引发杀人狂类型的精神病理反应。

类似于杀人狂的综合征有：

ahade idzi be（见于新几内亚）；

benzi mazurazura（见于南部非洲叔拿人及其部落）；

berserkergang（见于斯堪的那维亚）；

cafard（见于玻利尼西亚）；

colerina（见于玻利维亚、哥伦比亚、厄瓜多尔、秘鲁各地的安得斯人）；

hwa–byung（见于朝鲜半岛）；

iich'aa（见于美国西南部的土著人）。

（2）泄精症（dhat）：dhat 来自印度梵文 dhatu，为口语表达精液的同义词。最初由斯戴（1940）报告了在印度年轻男性中的观察结果。主要表现为焦虑和躯体不适，如疲乏、肌肉疼、尿液发白和性功能障碍，主要与男性害怕丧失精液（阳精、阴精）有关。见于印度、尼泊尔、斯里兰卡和孟加拉国。这种病症类似于中国的肾亏。中医认为"肾为先天之本"，有藏精、主水液、主骨、生髓、通脑等功能，在临床上常把仅有肾虚的病症而无明显寒象或热象的称为肾气虚或肾精亏损（肾亏）。

类似于泄精症的综合征有：

koro（见于中国）；

rabt（见于埃及）；

肾亏（中国）。

（3）恐缩症（koro）：koro 一词来自马来语 kuro、kurg，原意为龟。马来人和中国人用"龟头"表示阴茎的头部，故而 koro 有阳具的含义。主要表现为男性感到自己的阴茎突然缩回腹腔，女性感到乳房、阴唇缩回腹腔，同时，出现严重的惊恐发作，可伴有濒死感。主要见于东南亚等地区。中国海南岛、雷州半岛也有过恐缩症数次大流行。例如，1984 年、1985 年海南岛、雷州半岛出现过恐缩症大流行。我国文化精神医学家莫淦明等学者（1991）对此曾有较系统的研究。[1] 莫氏报告，一天晚上，雷州半岛雷州市下岚乡的村民们在露天剧场看戏时，"突然剧场中一个 20 岁男青年得了缩阳症，顿时秩序大乱，人们纷纷上前围观。有的给患者紧拉阴茎，有的用渔网罩住患者，声称他是'土狸精'。在用艾青抽打此患者的过程中，又有 3 人患病倒地。这时，人们感到十分可怕，神情慌张，惊恐万状地离开现场赶回家去，当夜本乡即有 70 多人发病"。[2] 甚至，后来一位公安人员的小孩患了恐缩症，他左手抓住儿子的阴茎，右手掏出手枪向空鸣枪 20 多发子弹以驱赶"鬼神"。

我们的研究发现，恐缩症不仅在海南岛、雷州半岛有过数次大流行，毗邻中国南海的广东省阳江市福湖村在 1963 年 12 月约有 50 余人出现过恐缩的表现，先后持续约 10 天左右。2004 年 5 月也有过小范围的儿童流行恐缩症（见后）。

---

[1] Tseng, Mo, Hsu, et al., "A Sociocultural Study of Koro Epidemics in Guangdong, China". *Am J Psychiatry*, 1988, 145（12）：1538–1543.

[2] 莫淦明主编：《流行性缩阳症》，广东科技出版社，1991 年，第 12 页。

类似于恐缩症的综合征有：

dhat（见于印度）；

rabt（见于埃及）。

（4）模仿症（latah）：19 世纪末由艾利斯报告的在马来西亚出现的异常行为表现，根据当地的土语 latah 命名。是对突然受惊吓、创伤后的过分敏感反应，继而出现随意的模仿语言、模仿行为、分离或出神样行为。在马来西亚多见于中年妇女。模仿症仅仅为一种异常的行为反应，尚不足以构成精神障碍。

类似于模仿症的综合征有：

amurakh（见于西伯利亚）；

bah–tsi（见于泰国）；

imu（见于日本的阿伊努人）；

jumping frenchman（见于法国、加拿大）；

Lapp 惊恐症（见于拉普人）；

mali–mali（见于菲律宾）；

pibloktoq（见于生活在北极圈内的伊奴茨人）；

susto（见于墨西哥、中南部美洲）；

yaun（见于缅甸）。

（5）神经质（nervios）：nervios 来自西班牙语，常由拉丁美洲人、加勒比人使用它来表示一种病痛（distress），相应的英文词为 nerves。最初由玛丽（1959）提及。具体表现为极度悲伤或焦虑发作，常为慢性，可有易激惹和注意力不集中，常伴有躯体症状如头痛、肌肉痛、恶心、食欲缺乏、睡眠困难、眩晕等。多见于绝经后的女性。主要与她们面临家庭问题、孤独等心理、社会压力有关。

类似于神经质的综合征有：

anfechtung（见于赫特会友）；

brain fag（见于尼日利亚）；

colerina，pension，bilis（见于墨西哥、中南部美洲）；

hsieh-ping（见于中国台湾）；

hwa-byung（见于朝鲜半岛）；

narahati-e a sab，maraz-e a sab（见于伊朗伊斯兰共和国）；

qissaatug（见于生活在北极圈内的伊奴茨人）。

（6）怕冷恐惧症（frigophobia）：极度怕冷、惧寒，过分加衣服防冷。首先由台湾学者瑞氏（Rin，1966）报告，是指一种焦虑抑郁状态，以强迫性怕冷、怕风为特征，相信冷或风会导致疲倦、阳痿或死亡，在台湾地区曾出现过零散的个别报道。

类似于怕冷恐惧症的综合征有：

agua frio、aire frio、frio（见于墨西哥、中南部美洲）。

（7）北极圈癔症（pibloktoq）：pibloktoq一词是生活在北极圈内的伊奴茨人的用语，意为疯狂。最初由白瑞尔（1913）报告了在爱斯基摩人中见到的观察结果。主要表现为先是疲倦、抑郁或错乱，随后出现一系列的破坏行为，包括尖叫、骂脏话、脱掉或撕毁衣服、砸家具、狂奔、吃粪便、在雪地上打滚等行为，一般持续30分钟，随后出现惊厥和昏迷，持续可达12个小时，之后完全缓解，伴有遗忘。主要见于北极圈和附近地区的爱斯基摩人。外来者将这种状况称为北极圈歇斯底里。

类似于北极圈癔症的综合征有：

amok（见于印度尼西亚、马来西亚）；

banga，misala（见于刚果、马拉维）；

ebenzi（见于南部非洲、叔拿人及其附属的部落）；

grisi siknis（见于洪都拉斯的土著人）；

imu（见于日本的阿伊努人）；

latah（见于印度尼西亚、马来西亚）；

mali-mali（见于菲律宾）；

nangiarpok，kayak angst，quajimallituq（见于伊奴茨人）；

ufufuyane（见于南部非洲，尤见于班图族、祖鲁族及其附属部落）。

（8）失魂症（susto）：西班牙语，意为"惊吓"。又称 espanto，见于美国的一些拉丁、墨西哥及中南部美洲人。这是基于一种民间信仰，即每个人都有自己的灵魂在体内，一旦受到惊吓可迫使其灵魂离开身体。最初由鲁贝尔（1964）报告了在美国的西班牙后裔中见到的观察结果。主要是因为受到超自然的惊吓而感到自己的灵魂离开了身体，即魂不守舍，进而不开心和患病。典型的症状包括食欲缺乏、睡眠紊乱、悲哀、缺乏动机做事、自我价值降低，肌肉痛、头痛、胃痛和腹泻。

类似于失魂症的综合征有：

lanti（见于菲律宾）；

latah（见于印度尼西亚、马来西亚）；

malgri（见于澳大利亚的土著人）；

mogolaya（见于新几内亚岛）；

narahati（见于伊朗）；

saladera（见于亚马孙河流域）。

（9）见人恐惧症（taijin kyofusho，TKS）、人群恐惧症（anthropophobia）、神经质（shinkeishitsu）：见人恐惧症多见于日本年轻男性的焦虑或恐怖。主要表现为在社会交往中感到极不自在，出现一系列的害怕如害怕冒犯别人，即如前所述的赧颜恐怖、畸形恐怖。可伴随一些躯体症状如头痛、胃痛、疲倦和失眠。见人恐惧症又称为人群恐惧症。日本精神医学家森田正马（S. Morita，1874-1938）认为，见人恐惧症的本质是具有神经衰弱的素质，即神经质^{（注十二）}。然而，尽管一些人具有易患见人恐惧症的先天素质如内向性、害羞、容易脸红、容易焦虑，但是他们的这些先天素质是如何构成见人恐惧症的特殊症状的呢？加拿大著名的文化精神医学家吉尔玛雅（1991）试图从日本的"文化土壤"来阐述见人恐惧症的产生机制。[1]在日本，母子关系是高度的身体依赖关系，母亲往往向小孩表达了家庭之外的世界是不可靠的，特别是陌生人不可靠。因此，日本儿童似乎害怕陌生的环境，并且，首次进入保育院时往往感到害羞和拘谨。这种母子之间的依赖以及相互共情为后来人际关系的发展提供了一种模式。因而在日本的社会文化中灌输了一种强烈的观念：与别人相互依存、对别人的感受负责。也就是说，任何丧失社会脸面的事，不仅关系到个人，也关系到他们的家庭和更广泛的相关集体。

同时，注视也是人际交往过程中非常重要的非文字的情感交流。在英国和北美，人们较长时间地注视对方一般表达了信任、直率和感兴趣的含义，相反，人们不经意的一瞥则传递了更多的消极看法。在日本，如果人们用更多的目光注视别人，反而是对别人的漠不关心或者一种挑衅。日本儿童从小就被告知，在与别人交谈时一般要求他／她的目光是平行于对方的锁骨或喉部。因此，这些非文字的情感交流逐渐构成了日本人如何与外界交流的思想意识中的认知因素。与美国人相比，日本人更多地体验到他们自己是社会大舞台上的演员，或者说，日本人有被"过度社会化"的倾向。

---

[1] Kirmayer, "The Place of Culture in Psychiatric Nosology：Taijin Kyofusho and DSM-Ⅲ-R". *J Nerv Ment Dis*, 1991, 179（1）：19-28.

由此看来，日本人的养育方式和人际交流方式构成了一些人们罹患见人恐惧症的"文化土壤"。

类似于见人恐惧症的综合征有：

anfechtung（见于赫特会友）；

itiju（见于尼日利亚）。

（10）附体综合征（ufufuyane, saka）：一种焦虑状态，归因于被拒绝的情人送来的魔药所致或被神灵附体，见于南部非洲班图人、祖鲁人及其附属的部落中和肯尼亚。主要表现为叫喊、哭泣、反复语词新作、瘫痪、出神样状态或意识丧失。多见于未婚女青年，有些人出现与性有关的梦魇，偶有一过性失明发作，发作一般持续数天或数周，可被男人或陌生人的注视诱发。

类似于附体综合征的综合征有：

aluro（见于尼日利亚）；

phii pob（见于泰国）；

zar（见于埃及、埃塞俄比亚、苏丹）。

（11）睡瘫综合征（uqamairineq）：一种与睡眠状态相关联的突然瘫痪，伴有焦虑、激越或幻觉，一般持续数分钟。见于北极圈内的伊奴茨人，在当地被视为丢了魂、灵魂出窍或神灵附体。

类似于睡瘫综合征的综合征有：

aluro（见于尼日利亚）；

old hag（见于纽芬兰）；

phii pob（见于泰国）。

（12）食人狂、威铁哥（windigo, wihtgo, whitigo, witiko, wendigo）：一种担心自己（通常为男性）变成食人肉怪物的状态。见于北美洲西北部的土著人。最初由库珀（1933）根据加拿大当地知情人提供的信息，报告了生活在加拿大北方克里族印第安人出现的"食人"精神病。具体表现为先出现胃口不好、恶心和呕吐等前驱症状，然后出现抑郁情绪、自杀观念或暴力行为，以及一种想吃人肉的妄想性、强迫性愿望。多数患者被众人赶走或杀死。但是，现代精神医学或文化人类学并无亲眼看见的文献报道。

类似于食人狂的综合征有：

amok（见于印度尼西亚、马来西亚）；

hsieh-ping（见于中国台湾）；

zar（见于埃及、埃塞俄比亚、苏丹）。

五、与中国文化相关的精神障碍

按照里德渥德（1990）等学者的观点，生物学因素和社会文化因素对不同的精神障碍有一定的谱系作用（见前）。因此，东西方文化的不同，会对与文化关系密切的精神障碍产生不同的影响。在《中国精神障碍分类与诊断标准》（CCMD-3）中，除了列举与文化相关的癔症性附体障碍（编码40.1411）之外，还列举了主要3种与文化相关文化密切相关的精神障碍。[1]

1. 气功所致精神障碍

气功是中国传统医学中防病、治病、健身、养生的一种方法。它主要是通过调心（调控心理活动）、调息（调控呼吸运动）和调身（调控身体的

---

[1] 中华医学会精神科分会编：《CCMD-3 中国精神障碍分类与诊断标准》（第三版），山东科学技术出版社，2001 年，第 93-94 页，第 101-103 页。

姿势和动作），起到防病、治病、益寿延年的作用。

气功源于中国古代学者对"气"的认识、研究与实践。"气"被看作是物质存在的基础，它贯彻于中国的儒家、道家 / 道教和佛教之中（注十三）。关于对"气"的认识或作用，我们的先哲们早有说法，如老子的"载营魄抱一，能无离乎？专气致柔，能婴儿乎？"[1]（意为把人身上的精神生活与肉体生活需要调和起来，守住并凝聚气达到柔和的状态）；孟子的"气，体之充也"[2]（意为气充满全身）、"我善养吾浩然之气"[3]（强调练功与道德修养结合起来）；庄子的"吹呴呼吸，吐故纳新"[4]（意为吐出浊气，呼入清气）、"坐忘"（一种练功之后入静忘我的状态）、"心斋"（开始先用耳听自己的呼吸，然后用意念听，再与气结合，以气听气，以虚积虚，达到一种虚无忘我的境界）；《管子》中提出的"有气则生，无气则死，生者以其气"[5]（把气与生命联系到一起）、"精也者，气之精也"[6]（提出精气的概念）等观点。这些观点不仅阐述了他们关于气的哲学思想，也强调了与气有关的养生之道。这些关于气的思想已经融入儒家、道教和佛教的修身、养生和修行之中。

气功所致精神障碍（编码 42.1）是指由于气功操练不当（如每日练习过多）、处于气功态时间过长而不能收功的现象，表现出思维、情感及行为障碍，并失去自我控制能力，俗称"走火入魔"。

其诊断依据是：

---

① 老子著：《老子》，王弼注，上海古籍出版社，1989 年，第 2 页。
② 孟子著：《孟子》，朱熹注，上海古籍出版社，1987 年，第 20 页。
③ 孟子著：《孟子》，朱熹注，上海古籍出版社，1987 年，第 20 页。
④ 庄周著：《庄子》，郭象注，上海古籍出版社，1989 年，第 83 页。
⑤ 《管子》，房玄龄注，刘绩增注，上海古籍出版社，1989 年，第 44 页，第 152 页。
⑥ 同上。

（1）由气功直接引起；

（2）症状与气功书刊或气功师所说的内容密切相关，通常只在练气功时出现，并在结束练功时迅即消失，而病人却持续出现或反复出现，无法自控；

（3）至少出现以下 1 项：

①精神病性症状，如幻听、妄想等；②癔症样综合征；③神经症样综合征。

其严重标准是：社会功能受损。

其病程标准是：病程短暂，经脱离现场，中断练功，给予适当处理后很快恢复。

其排除标准是：

（1）排除以类似的表现作为治病手段及获取财物或达到其他目的，或可随意自我诱发或自我终止者；

（2）排除其他精神障碍，尤其是癔症或严重应激障碍。

自单怀海医师（1987）首次在国内专业期刊报道气功偏差所致精神障碍后，开始引起国内同行的关注，逐渐将其视为与中国文化有关的精神障碍。

2. 巫术所致精神障碍

巫术是指使用神秘的、超自然的力量对某些人、事物施加影响或控制的法术。巫术一般分为两种：①以祈福、求吉、消灾灭祸、治病救人为目的的巫术称为"白巫术"（吉巫术）；②通过放蛊、诅咒、秘密仪式、书符画篆等方式，达到伤害别人、制敌为目的的巫术称为"黑巫术"（凶巫术）。① 按照弗雷泽的说法，巫术"是一种被歪曲了自然规律的体系，也是一套谬误的指导行动的准则；它是一种伪科学，也是一种没有成效的技艺"。巫术并不否认自然或实验起因，但主要是寻求其背后的超自然力量。弗雷泽把巫术分为"顺势巫术"（把彼此相似的东西当作同一个东西，称为"相似律"）和"接触巫术"（把接触过的东西当作总能保持接触的东西，即使它们已经相互远离，称为"接触律"）。弗雷泽为我们例举了马来人实施的法术：假如你想让某人死掉，那么，你就先收集他身上每个部分的代表物，如指甲屑、头发、眉毛和唾液等。然后，从蜜蜂的空巢中取来蜂蜡，将它们粘到一起做成此人的蜡像，连续七个晚上将此蜡像放在火焰灯上慢慢烤化，烤时嘴里还要不停念叨着："我烧的不是蜡啊。烧的是某某人的脾脏、心、肝！"② 这样，在第七个晚上烧完蜡像之后，你想要谋害的人将会死去。不仅如此，"顺势巫术"还可用来治病、缓解病痛。

巫术并不否认已经出现的自然现象，而是寻找其背后的超自然的力量，它会让笃信者产生相当大的心理、精神信赖，从而在笃信者的心理上起到一种释放压力的感觉。然而，一些人在从事巫术活动时出现意识改变、鬼神附体以及行为紊乱等一组精神症状，即为巫术所致精神障碍（编码42.2），它是指与进行巫术活动有关的精神障碍。

其诊断标准是：

（1）精神障碍由巫术诱发；

（2）症状与迷信巫术密切相关，以鬼神附体的身份障碍、片断的幻觉、错觉、妄想，或行为紊乱等为主；

① 邓启耀著：《中国巫蛊考察》，上海文艺出版社，1999 年，第 44 页。
② 弗雷泽著：《金枝》，徐育新、汪培基、张泽石译，汪培基校，中国民间文艺出版社，1987 年，第 19–74 页。

（3）排除①以巫术作为获取财物或达到其他目的者；②可随意自我诱发或自我终止者；③其他精神障碍。

现举一案例（由李胜先主任医师提供）。

一般情况：毛某某，女，29岁，已婚，汉族，农民，小学文化，湖南澧县人，无宗教信仰。

其病史由患者丈夫提供，入院日期为1985年9月28日。

主诉：害怕会被雷打死三年，不眠加重，极度恐惧并自伤七天。

现病史：三年前一个光头青年人到她家讨水喝，当时只有她一个人在家。他说他是峨眉山上下来的和尚。他问毛多大岁数，毛答说26岁。他说他看她逃不过29岁，毛说她好好的无病无灾。那人说她会寻短见，譬如喝农药。毛说她一家人好好的，日子也过得不错。他说不喝农药就一定会被雷打死。毛说她从没做过坏事，对公公、婆婆也很好。他说她与她儿子的脚趾不同，母子俩若这个不死，那个一定会死，要想不死就来拜他。此时丈夫回来了，这个和尚就走了。

后来听说这个光头年轻人被公安局抓起来了，说他是个逃犯。他们母子俩的脚趾没有什么不同之处；他那样说是吓唬人的。可是她却记在心里了，遇到打雷，心里就有些害怕。在此之前她是从来不怕打雷的。不久她说做了一个梦，梦见一个人说雷要把你打死。这样一来，她就更相信了，遇到下雨、打雷就更害怕了。她要求请菩萨（即巫医）。丈夫并不相信鬼神，但为了让她不害怕就同意了。先请了一个巫医来家下神，当时她不怕了；过了几天又害怕起来，并请了另一个巫医来家里下神，但到了阴天下雨她照样害怕。

因为害怕，她又去找她娘所在家村里一个算命的。那个算命的说她命不好，运脚也不好，29 岁的运脚最不好。这个算命的对那个和尚所说的话和家里请巫医的事情都很了解。

那两年她一直很害怕。一年前，刚过了 28 岁生日，有一个 50 岁左右的婆婆到她家讨米（即要饭），她说她自己是去拜师的。那个婆婆说她自己的命不好，死了两个丈夫，所以要吃斋、敬神、修来生。那个婆婆说只吃一点青菜，多给些清油（植物油）。她招待那个婆婆很实在，一边做饭一边说有个和尚说自己活不过 29 岁。婆婆也说毛的命不好，让她也吃斋把，因为吃斋、敬神可以保得脱。

自那天起，每月的农历初一、十五毛就吃斋，在家供神上香、磕头跪拜，天大的事忘了，这个事忘不了。还买了个农历挂在家里，害怕错了日子。但是遇到下雨、打雷还是非常害怕。今年是她 29 岁生日，越接近过生日她就越害怕，怕神，怕鬼，主要是怕死。9 月 19 日（农历八月初五），她娘家一个四个月大的侄子死了，她心情很不好，说她娘家人丁不兴旺，又说她做了一个梦，雷公要打死她。那几天她的面相特别不好。她说："我除了一心想发财之外没干过任何坏事，一生勤俭持家，我为什么怕？是我得罪了天地、菩萨，所以菩萨要打死我。我害怕，不愿意活了，因为一打雷我就发抖，动一动手脚就觉得菩萨要打死我。"八月初八她说做了一个梦，背着一个扁担去周家山死去不久的刘大爹的坟前，怕是自己走了魂了；接着又做了一个梦，梦见一个猪到刘大爹的坟前，说担心儿子和丈夫也会被雷打死，他俩都属猪。

从这一天起，她不做事，也不说话，要丈夫陪着去 15 华里外她的大姐家"辞路"，说："我已活不成了，望你们对他（指丈夫）好一些。"又对村邻们说："我死了，与外边传说他有两性关系问题无关，那些谣传是假的，不要相信。"当天晚上她就回来了。当晚天很热，要下雨。她对丈夫说："今天菩萨要我去，我要吃饱，不做饿死鬼。"晚上不让丈夫和她睡在一起，说免得菩萨把他们都打死。下半夜起大风，她不睡觉，重复讲述梦中的内容和算命先生说过的话，她表现得很害怕。风小些，她的恐惧就轻一些，说："菩萨不会打我了。"过一会儿又说："我闻到了糊臭气，我的眉毛糊了，手脚都凉了，你要和我一起磕头，告诉菩萨我对公婆、丈夫都好。"她要丈夫和她一起磕头，丈夫只好和她一起到外面跪拜磕头，又到屋里香案前磕头。天气变好，她又好一些。这一晚两人都整夜未眠。9月23日未下雨，她相对安静一些。9月24日晚上天黑以后她又紧张起来，说算命先生说了小孩不能叫她妈，而要叫她为幺妈，不让她叫孩子的名字，不准小孩到她跟前，不然也会被雷打死。那晚又是一夜未眠。第三天丈夫很生气，把她的香案全部拆掉了，把神像、菩萨全扔了。哪想到她更厉害了，用刀砍自己，不停地大声吼叫，声音叫人毛发直竖，特别恐怖。天黑就更严重了，所以不得不连夜送到医院。

既往史：无特殊。

个人史：未发现特殊情况。

家族史：否认两代三系精神疾病史。夫妻情感好，膝下一儿一女，家庭和睦，生活殷实。

体格检查：无阳性发现。

入院时精神状态：接触不良，表情呆板，无主动言语，问话不答，无法进行交谈。行动需人引领。未见怪异姿势及动作。

下面是10月3日的病程记录。

病人自述："我的病好了，以前主要是怕死，是算命先生害了我；现在我不怕了，是医生救了我。"关于9月24日及以后的情况，她说："当时我记得一些，我不让他把儿子抱来抱去，宁愿我去，不愿小孩去（指死亡）。""以后的事情我就记不清楚了。"并表示回去后再也不信迷信了。

1992 年经随访得知，她出院后再也不害怕打雷了。

入院诊断：反应性精神病（反应性意识模糊状态）——中国精神疾病分类（1979 年试行草案）。

1992 年随访诊断：与迷信、巫术密切相关的精神障碍——中国精神疾病分类与诊断标准第 2 版（CCMD-2，1989）（编码 59.2）。

修正诊断：巫术所致精神障碍——CCMD-3（编码 42.2）。

单怀海等医师对 70 例迷信、巫术与宗教所致的精神障碍观察到了如下特点：①

ⅰ. 发病直接与迷信、巫术和宗教相关；

ⅱ. 发病年龄比较大，女性多见；

ⅲ. 没有明显的精神诱发因素和继发性获益的目的；

ⅳ. 精神障碍的主要特征是假性幻觉与继发性情绪障碍和行为障碍，内容与当时盛行的迷信、巫术和宗教相关；

ⅳ. 经精神药物治疗，精神症状很快缓解。

3. 恐缩症

恐缩症（编码 42.3）是一种与文化相关的害怕生殖器、乳房或身体的某一部分会缩入体内导致死亡的恐惧、焦虑发作。主要见于东南亚和中国

① 单怀海主编：《社会精神病学实践》，上海科学技术文献出版社，2001 年，第 137 页。

（见前）。

其诊断标准是：

（1）由明显的心理社会因素诱发；

（2）害怕生殖器、乳房或身体某一部分会缩到身体里去而导致死亡。常采取某种预防措施（如系带牵引），同时伴有强烈的焦虑或恐惧情绪；

（3）急性起病，病程短暂。

现将 2004 年广东省阳江市福湖村小学的男学生集体流行恐缩症的情况报告如下。[①]

发生经过：2004 年福湖村小学在校学生 680 人，男生 393 人，女生 287 人。同年 5 月 21 日晚 6 点，该校 3 年级男生卢某，在校打乒乓球时突然感到自己的阴茎发痒，去小便时感到自己的阴茎向腹内收缩，伴有紧张、害怕，他连忙跑回家告诉父母。他母亲便拉住儿子的阴茎，并到当地的一位老阿婆（民间医生）那里进行艾灸治疗，约 10 分钟后症状缓解。5 月 23 日学校领导得知此事后，召集全校学生 600 余人开会。在会上校长把该学生的行为进行了详细描述，并要求同学们如出现类似情况要及时告诉家长。随后便有 4 名男生感到阴茎向腹内收缩，害怕并奔跑回家。5 月 24 日又有 60 名男生出现类似的恐缩症状。阳西县卫生局等单位及时会诊，进行了必要的科普宣传，从而迅速消除了学生及当地人的恐惧心理，于 25 日及时控制了恐缩症在当地的流行。

主要表现：共有 65 名男生出现恐缩症，收集资料完整者 64 例，年龄在 6-15 岁不等，平均 11.16 ± 2.36 岁。其中，55 例为 1-6 级学生，9 例为

[①] Li, "Koro Endemic among School Children in Guangdong, China". *WCPRR December*, 2010, 102–105.

学前班的学生。64 例（100%）感到阴茎缩腹，57 例（89.1%）感到紧张害怕，40 例（62.5%）感到心跳快。以同级、同班及同性别的学生为正常对照组，与发病组进行艾森克人格问卷（EPQ 儿童版）配对 t 检验显示，发病组的 E 分显著低于对照组（36.42 ± 11.77 与 45.27 ± 9.81，$t = 4.54$，$p < 0.001$）。

治疗情况：49 例（76.6%）采用艾灸的方式；14 例（21.9%）采用艾灸辅以胡椒粉冲水服下的方式；1 例（1.6%）自行缓解。其中，60 例（93.8%）有艾灸的烫印。

后期的随访：2009 年 3 月我们随访福湖村。该村未再出现恐缩症的流行，偶有 1 例 10 岁男孩于 8 天前出现恐缩的表现，即在当地找老阿婆用艾灸治疗后缓解。近 5 年来福湖小学仅有男生出现恐缩的表现，可能与小学男生一般不如女生听话和学习好有关，即在学校男生感受到更大的压力，尤其是性格内向、拘谨的男生在遇到压力时，可能偶尔会以恐缩的方式表达。与特奥等（1975）[1] 报告的马来西亚女生学校出现流行性癔症有类似的心理防御机制。

当地人对缩阳症的看法：本研究组使用曾氏编制的《民俗信仰问卷》，[2] 对 61 例当地村民和当地 61 例小学生的调查发现，分别有 57.4% 的村民和 59.0% 的小学生认为，"患了'缩阳'对生命有危险，需急救"。而当地老阿婆（民间医生）认为，恐缩症与"天气变冷"有关，属于"风症"，吃药、打针不可行，因为吃药、打针会导致恐缩症者死掉。因此，当本村出现恐缩症者时，老阿婆的治疗方法是，先让恐缩症者用手抓住阴茎或让其家人用筷子夹住阴茎，然后，用艾条灼"急脉"、"乳根"、"命门"等穴位，这

[1] Teoh, Soewondo, &Sidharta, "Epidemic Hysteria in Malaysian Schools : An Illustrative Episode". *Psychiatry*, 1975, 38（3）：258-268.

[2] 曾文星、莫淦明、陈国强等著："社会精神病学与流行性缩阳症：（四）缩阳症信仰之地区比较"，《中国心理卫生杂志》，1993 年，7（1）：38-40。

有治疗惊恐、壮阳等功效。并可辅以胡椒粉冲水服下，以起到温胃、温肾的作用（胡椒还有镇静和壮肾气的作用）。因此，在当地，治疗恐缩症以及其他"风症"的路径是：先找当地的老阿婆治疗，若治疗效果不明显，即找当地村卫生站／室的医生（一般具有小学或初中文化）；若治疗效果仍不明显，再到找上一级的医院（如县、镇医院）求治。我们对本次集体出现的恐缩症分析如下：①本次学生集体出现恐缩症的主要诱发因素之一是校长的讲话可能有些不慎。②福湖村以前有过恐缩发作的历史，这是集体发生恐缩症的文化背景。③从集体潜意识的角度分析，小学男生一般学习成绩不如女生，也没有女生听话，因此在校男生没有女生"受宠"，从而可能在考试快要来临之际，以一种"病患角色"的方式表达出来。④在学校开展心理健康知识的普及与宣传非常重要。同时，一旦出现恐缩症，需及时提供心理干预，但不应过分强化以免扩散。

六、对文化约束综合征／文化相关综合征的再评价

1. 文化约束综合征的一些演变

从医生、传教士等于 19 世纪开始对来自非西方国家"奇异的"、"少见的"精神障碍或异常行为的研究，有力地推动了比较精神医学的发展。但在曾文星教授看来，[①]对文化约束综合征的研究，主要采用了描述性、静态的方法，强调这些综合征多发生于一种文化单元或文化区域内。但后来一些学者的研究发现，这些综合征并非如此。早在克雷丕林提出比较精神医学的时候，他就认为在爪哇中见到的杀人狂要么是西方社会中的癫痫患

---

① Tseng, "From Peculiar Psychiatric Disorders, Culture-Bound Syndromes, to Culture-Related Specific Syndromes". *Transcult Psychiatry*, 2006, 43（4）: 554-576.

者，要么是紧张症患者。在鸠等人（1972）一项对 12000 名马来西亚人的研究中，有 50 名马来西亚人被诊断为模仿症，其中有 7 例可被诊断为精神分裂症、神经症或适应性反应，另外 14 例则具有混合诊断。在北美印第安人出现的威铁哥曾被不同的学者认为是抑郁症、精神分裂症、癔症或焦虑症（里德渥德和里普塞济，1985）。

后来发现，一些西方精神医学家在其"自己的"社会中也发现了文化相关特殊综合征。例如，神经性厌食症（里德渥德和里普塞济，1986），肥胖症（瑞腾堡，1982），药物所致分离状态、多重人格与经前期综合征（约翰逊，1987）和 A 型行为方式（里德渥德 1996；胡格斯，1996）等与西方文化背景不无关系。例如，胡格斯（1996）指出，具有 A 型行为方式的人可能长期感到时间紧迫感，结果因难以完成既定目标而出现挫折感，并引起易怒，在人际关系交往中显得不耐烦。这实际上是以自我为中心或提倡个人主义为目的的一种反应。①

在我们的临床上也可以偶尔见到主要出现在其他文化背景中的文化约束综合征。现举一例与见人恐惧症相似的案例。

　　张某，男，25 岁，汉族，未婚，高中文化。诉"近两年来出现怕见熟人"的情况，已经影响到自己的工作与生活。平素体健，性格内向，无特殊嗜好。家族史阴性。做 SCL-90 测试，有"中度的人际关系敏感"。精神现状检查：意识清、定向力完整、接触一般。未引出幻觉、妄想。见人害怕，尤其是怕见熟人，明知不必有这种害怕，但无法控制，伴有紧张情绪，工作与生活能力受损。

---

① Tseng, "From Peculiar Psychiatric Disorders, Culture-Bound Syndromes, to Culture-Related Specific Syndromes". *Transcult Psychiatry*, 2006, 43（4）: 554-576.

其对自我的描述如下：

（1）平常碰见路边有人朝自己这边看过来，与自己的眼睛相遇时，心里感到害怕，或遇到我的上级领导、警官、看门保安等，眼睛害怕看别人，恐惧心很大。

（2）平时跟朋友或亲属一起吃饭、喝酒，在敬酒的时候、害怕自己的眼睛的余光看到旁边的人。

（3）比如同时跟两个或两个以上的人同时说话时，眼睛不敢直视对面的人，也不敢看旁边的人。

目前，无论是按照中国的 CCMD-3 还是美国的 DSM-Ⅳ均可考虑将患者诊断为社交恐惧症。

根据有关文献，布格拉与雅可比（1997）给我们描绘了各种文化约束综合征与西方 ICD 体系、DSM 体系中的大致对应关系，①例如，恐缩症、泄精症对应于神经症，失魂症、杀人狂对应于精神分裂症，附体、鬼魂病对应于非典型精神病等。

当然，这些大致的对等关系在实际临床工作中并不完全一致，且颇有争议，但这至少说明文化约束综合征并不囿于一种文化单元或文化区域内，且文化本身对西方国家的精神障碍也有影响。于是，文化约束综合征的名词术语大有被文化相关综合征取代之势。这种演变也意味着从比较精神医学的时代进入了文化精神医学的时代。文化精神医学采用动态的方法研究与文化密切相关的综合征，即关注文化对不同民族、不同社会的精神卫生问题的影响。正如曾文星教授说："文化是一种普遍现象，它影响每个社

---

① Sumathipala, Siribaddana, and Bhugra, "Culture-Bound Syndromes : The Story of Dhat Syndrome". *Br J Psychiatry*, 2004, 184（3）: 200–209.

会，不论东方或西方，每个人，不论少数或多数。这种泛文化观点成为促进文化精神医学面向每一种文化和每一人的主要驱动力。"① 因为每一种社会都有其自己的文化，这些文化也必然会反映到人们的认知、情感、意志行为之中。

2. 对文化约束综合征的再认识

曾文星（2006）指出，当代文化精神医学的精髓不仅要关注外来的、奇异的文化，还要关注我们自己的文化。近来不少学者（里德渥德，1990，1996；苏马斯帕拉，2004；布格拉，2007；哈恩，2010）甚至主张抛弃文化约束综合征② 的概念。并且由于文化无处不在，相应的跨文化精神医学也逐渐发展成为文化精神医学，③ 后者强调每一种文化本身对精神障碍的影响。尤其是随着全球化的不断影响，会大大出现文化上的涵化、同化等现象，④ 其结果是，文化约束综合征可能会随着世界文化同质性的增加而减少甚至消失。例如，在美国 DSM- Ⅵ附录中列出了 25 种文化约束综合征，但到了其 DSM-5 附录中，只列出了与病痛有关的 9 种文化约束综合征（见

---

① Tseng, "From Peculiar Psychiatric Disorders, Culture-Bound Syndromes, to Culture-Related Specific Syndromes". *Transcult Psychiatry*, 2006, 43（4）: 554-576.

② Sumathipala, Siribaddana, and Bhugra, "Culture-Bound Syndromes : The Story of Dhat Syndrome". *Br J Psychiatry*, 2004, 184（3）: 200-209.
Bhugra, Sumathipala, and Siribaddana, "Culture-Bound Syndromes : A Re-Evaluation". *Textbook of Cultural Psychiatry*. Cambridge University Press, 2007, 141-156.
Littlewood, "From Categories to Contexts : A Decade of the 'New Cross-Cultural Psychiatry'". *Br J Psychiatry*, 1990, 156（1）: 308-327.
汉著:《疾病与治疗：人类学怎么看》, 禾木译, 东方出版中心, 2010 年, 第 11 页。

③ 李洁著: "文化束缚综合征的历史与现状",《临床精神医学杂志》, 2011 年, 21（3）: 207-208.

④ 同上。

下），这是表明文化约束综合征正在逐渐减少的例证之一。

与此同时，健康是人类追求的重要福祉，且有学者（2014）指出文化对健康的重要性——具有科学背景的临床医师、政策制定者不能够忽略文化对健康的作用，还需要借鉴人类学和医学人文学的方法研究健康。[①] 我们透过文化精神医学的发展，也可以看出文化因素对精神卫生的影响逐渐受到重视。例如，在美国 DSM-5 中增加了不少有关文化要素的内容（见下）。当然，随着不同文化背景下的人们的交往日益频繁，以普适主义为背景、以循证为基础的精神科医师如何从文化人类学家那里借鉴相对主义和以经验为基础的观点，如何结合客位与主位研究、定性与定量研究探讨文化因素对不同人群的精神障碍的各种影响，如何提供具有文化胜任力的临床服务，如何整合"主流"医学与"补充"医疗服务，如何制定与文化相关的精神卫生政策与培训等都将是文化精神医学面临的重大挑战。

七、美国 DSM-Ⅳ /DSM-5 中的文化要素

1. 美国 DSM-Ⅳ中的文化要素

全球化进程的加速和广泛的移民，促使美国少数族群迅速增大，相应的是，心理学家、社会学家和文化人类学家对采用科学的普适主义观点看待不同文化中的精神障碍患者的做法提出了质疑与批评，[②] 为此，在美国国立精神卫生研究所和美国精神医学学会的共同努力下，美国 DSM-Ⅳ "文化与诊断工作组"（1994）在大量实证的基础上，为了临床、研究与教育的

---

① Napier, Ancarno, Butler, et al. "Culture and Health". *Lancet*, 2014, 384（9954）: 1607-1639.

② Ton, Lim, "The Assessment of Culturally Diverse Individuals". *Clinical Manual of Cultural Psychiatry.* American Psychiatric Publishing, 2006, 1-31.

目的，增加了与文化要素有关的 3 个方面的内容，成为文化精神医学发展
史上的重要标志。①

（1）与精神障碍有关的文化差异。在描述精神障碍的过程中，DSM- Ⅳ
设置"特定文化、年龄和性别特征"分段，探讨与精神障碍有关的文化差
异等。例如，在心境障碍重性抑郁发作中指出，文化因素能够影响抑郁症
状的体验与表现。在一些文化背景下，抑郁症的表现很可能是躯体症状而
非西方文化中的悲哀或罪恶感。例如，在拉丁美洲和地中海文化中，抑郁
症的表现可能是"神经紧张"、"头痛"；在亚洲文化中，"虚弱"、"乏力"
可能为抑郁症的表现；而在中东文化中，抑郁症的表现则可能是"心脏"
出现问题。

（2）文化陈述纲要。在社会学家和文化人类学家的合作下，DSM- Ⅳ附
录中设置了文化陈述纲要，旨在提供一个工作框架帮助临床医师系统地评
估和报告文化因素对个体精神卫生问题的影响，包括个体的文化认同、有
关个体病痛的文化解释、与心理社会环境和功能水平有关的文化因素、来
访者与临床医师之间的文化特征以及对诊断与服务的整体文化评估。

（3）文化约束综合征。如前所述，香港大学叶宝明教授将非西方社
会见到的且在西方诊断体系中难以归类的"奇异的"、"少见的"精神异
常或行为异常，称为文化约束综合征。在 DSM- Ⅳ附录中也首次列出了
25 种文化约束综合征，作为多轴诊断的补充，按英文字母排序依次为杀
人狂（amok）、发神经（ataque de nervios）、激怒（bilis and colera）、妄想
阵发（boufée delirante）、脑疲劳（brain fag）、泄精症（dhat）、瘫倒 / 昏倒
（falling-out / blacking out）、鬼魂病（ghost sickness）、火病（hwa-byung）、

---

① American Psychiatric Association, *Diagnostic and Statistical Manual of Mental Disorders*, *DSM- Ⅳ*. American Psychiatric Publishing, 1994, xv-xxv, 324-325, 684-685, 843-849.

恐缩症（koro）、模仿症（latah）、慢性精神病（locura）、目光凶恶（mal de ojo）、神经质（nervio）、北极圈癔症（pibloktoq）、气功所致精神病性反应（qi-gong psychotic reaction）、蛊惑（rootwork）、睡眠流血（sangue dormido）、神经衰弱（shenjing shuairuo）、肾亏（shen-k'uei）、心病（shin-byung）、符咒魔力（spell）、失魂症（susto）、见人恐惧症（taijin kyofusho）和歌舞神会（zar）。

通过美国 DSM-Ⅳ "文化与诊断工作组" 的这些努力，其目的是将人类生物学的知识与来自社会科学对人性的理解相联系，从而更好地服务于精神卫生工作。[1]

2. 美国 DSM-5 中的文化要素

从某种意义上说，DSM 体系成为美国乃至全球不少国家的精神卫生工作者在临床诊断中的常用工具。基于神经科学、脑影像学、流行病学以及遗传学数十年的发展结果，美国 APA 在 DSM-Ⅳ 的基础上形成了 DSM-5，它仍然包含了与文化要素有关的 3 个方面的内容。不过，就像其宗旨所言，对文化因素的研究比 DSM-Ⅳ 更加贴近于临床实践。[2][3] 下面简述这些内容，并在此特别感谢 DSM-5 "性别和跨文化问题研究组" 副组长、美国哥伦比亚大学费尔南德兹教授惠寄不少名篇佳作给我作参考。

---

[1] Mezzich, Kirmayer, Kleinman, et al., "The Place of Culture in DSM-Ⅳ". *J Nerv Ment Dis*, 1999, 187（8）: 457-464.

[2] American Psychiatric Association, *Diagnostic and Statistical Manual of Mental Disorders*, 5th edn. American Psychiatric Publishing, 2013, 5-17, 749-760, 833-837.

[3] Alarcón, Becker, Lewis-Fernández, et al., "Issues for DSM-V: The Role of Culture in Psychiatric Diagnosis". *J Nerv Ment Dis*, 2009, 197（8）: 559-560.

（1）文化相关的诊断问题：在 DSM–Ⅳ的基础上，DSM–5 设置与
"文化相关的诊断问题"分段，探讨与精神障碍有关的文化差异等。例
如，在重性抑郁障碍中指出，临床医师应该意识到在大多数国家的初
级保健机构中对抑郁症的识别并不高，且躯体症状仍可能是抑郁症的
表现。

（2）文化陈述访谈：DSM–5 第 3 部分不仅包含了修订后的文化陈述
纲要，还提供了一个半结构式的文化陈述访谈。设置文化陈述访谈的主旨
在于强调临床工作中要考虑文化因素的影响，促进医患之间的交流，改
善患者的结局。该访谈克服了文化陈述纲要的模糊性，并提供了标准化
的设计和使用说明。[①] 它共有 16 个问题，主要评估 4 个方面的内容：对
精神卫生问题的文化解释（问题 1-3）；对精神卫生问题的产生原因、相
关背景以及支持上的文化感知（问题 4-10）；影响自我应对和既往寻求
帮助的文化因素（问题 11-13）以及影响目前寻求帮助的文化因素（问题
14-16）。此外，文化陈述访谈还提供了一个由知情人接受访谈的知情人版
本作为补充或者用于难以完成访谈的来访者。

（3）病痛的文化概念：美国 DSM–5 将 DSM–Ⅳ中的文化约束综合征
修改为病痛的文化概念，包括文化综合征、病痛的文化习语以及对病痛原
因的文化解释。这样做的目的在于避免误诊、获得有用的临床信息、促进
医患关系、提升治疗效能、指导临床研究以及阐明文化流行病学。同时，
在 DSM–5 的附录中列入了病痛的文化概念术语表，按英文字母排序依次
为发神经、泄精症、风袭击、思考过度、人为招病、神经紧张、神经衰弱、

---

① Aggarwal, Desilva, Nicasio, et al., "Does the Cultural Formulation
Interview for the Fifth Revision of the Diagnostic and Statistical Manual of
Mental Disorders（DSM-5）Affect Medical Communication? A Qualitative
Exploratory Study from the New York Site". Ethn Health, 2015, 20（1）:
1–28.

失魂症和见人恐惧症，更具有临床实用性。

3. 美国 DSM- Ⅳ /DSM-5 中的文化要素带来的思考

自美国 DSM 于 1952 年诞生以来，它在全球精神医学领域影响深远，成为世界广大精神医学同道临床、教学与科研的重要参考，被他们奉为圭臬。如果说美国 DSM- Ⅲ 对精神障碍的分类学具有革命性的意义，那么可以说，DSM- Ⅳ 在文化精神医学领域具有观念上的意义，而 DSM-5 在文化精神医学领域更具有实践性。[1] 在美国 DSM-5 的指导思想中，更加充分认识到文化因素在诊断评估中对形成个体的体验、症状以及行为方式中的重要作用以及认识到文化含义、习俗与传统对精神障碍的主要影响。例如，文化因素可以影响个体的症状表现、对病痛的解释、求医方式、治疗期待、疾患适应、治疗反应以及社会支持等。因此，DSM-5 中修订后的文化陈述纲要和新增加的文化陈述访谈成为评估来访者的文化背景的有用工具。[2] 这表明文化精神医学正在融入当代精神医学的主流，并开始影响精神卫生服务的传递与研究。[3][4]

人的存在不仅具有生物、心理与社会的属性，更带有文化的特性。21世纪英国著名的医学杂志《柳叶刀》撰文指出，文化对健康促进行为的影

---

[1] Alarcón, Becker, Lewis-Fernández, et al., "Issues for DSM-V : The Role of Culture in Psychiatric Diagnosis". *J Nerv Ment Dis*, 2009, 197（8）: 559-560.

[2] Lim, *Clinical Manual of Cultural Psychiatry.* American Psychiatric Publishing, 2nd edn. 2015, 469-475. Alarcón, "Culture Inroads DSM-5". *World Psychiatry*, 2014, 13（3）: 310-313.

[3] Kirmayer, "Cultural Psychiatry in Historical Perspective". *Textbook of Cultural Psychiatry.* Cambridge University Press, 2007, 3-19.

[4] Lewis-Fernández, Aggarwal, Bäärnhielm, et al., "Cultural and Psychiatric Evaluation : Operationalizing Cultural Formulation for DSM-5". *Psychiatry*, 2014, 77（2）: 130-154.

响至关重要，[1] 并强调在谈及健康时应包含精神健康。[2] 正如贝克尔与凯博文所说："正如没有精神健康就谈不上健康一样，撇开文化因素，则算不上真正的精神医学（或医学）。"[3] 然而，遗憾的是，以往在精神医学领域的实践很大程度上仍以生物精神医学、精神药理学为主。[4] 虽然美国 DSM-5 的出版招致一些批评，但它对文化要素的进一步重视，还是符合精神医学的发展方向与精神卫生服务的实践需要的。在临床实践中，DSM-5 带给我们的启发是，无论是面对患者的精神症状还是向其提供治疗时，我们不仅需要从生物学的角度（如脑内某些神经递质的问题或者脑环路的问题）进行解释，还需要综合考虑他们的文化背景。

当然，美国 DSM-5 并非尽如人意。例如，凯博文结合自己的切身体会认为，[5] 在 DSM-5 中取消了 DSM- 设置丧恸的时间界限（2 个月），将丧失亲人之后出现的悲痛反应（2 周）归结为抑郁发作，并继之以抗抑郁药物治疗，这是一种忽略文化因素的武断做法，并不值得提倡。但从总体上看，DSM-5 对文化因素的强调有助于在文化背景下开展精神障碍的诊疗活动。这意味着精神医学的发展不仅强调科学性，也开始注重文化精神医学在其学科中逐渐突显的地位与作用。并且，文化精神医学整合医学人类学

---

① Napier, Ancarno, Butler, et al. "Culture and Health". *Lancet*, 2014, 384 （9954）: 1607–1639.

② Prince, Patel, Saxena, et al., "Global Mental Health 1 : No Health without Mental Health". *Lancet*, 2007, 370（9590）: 859–877.

③ Becker and Kleinman, "The History of Cultural Psychiatry in the Last Half-Century". *Psychiatry : Past, Present, and Prospect*. Oxford University Press, 2014, 74–95.

④ Lewis, *Moving Beyond Prozac, DSM, & the New Psychiatry*. The University of Michigan Press, 2006, ⅸ - ⅹⅲ. Bracken and Thomas, *Postpsychiatry*. Oxford University Press, 2005, 1–21. Ghaemi, *The Rise and Fall of the Biopsychosocial Model*. The Johns Hopkins University Press, 2010, 103–111.

⑤ Kleiman, "The Art of Medicine : Culture, Bereavement, and Psychiatry". *Lancet,* 2012, 379（9816）: 608–609.

等其他学科的方法，试图在自然科学与人文学科之间架起一座可以沟通的桥梁，① 尤其是文化精神医学开始关注少数族群精神卫生资源的匮乏以及精神卫生服务的不均等性，从而为他们提供优质的精神卫生服务。

八、东西方文化下的自我

1. 心理学上的自我

心理学上的自我是指一个人在身体、心理和灵性上的统一，或者说人是一个完整意义上的个体。这个自我（self）与弗洛伊德理论中的自我（ego）并不完全一致：ego 是人的理想中的超我（super-ego）与人的原始欲望中的本我（id）相互妥协的结果，迎合"现实原则"，而 self 是一个更为宽泛的概念，对整合人的动机、认知、情感和社会同一性起到重要作用。美国实验心理学家詹姆士曾把自我区分为彼此独立但又紧密相连的两个部分：主观的自我（the I-self）和客观的自我（the Me-self）。主观的自我包括：自我—拥有（拥有自己思想和行动主体的感觉）、自我—意识（对自己内在的状态、需求、思想和情感的一种评价）、自我—连续性（随着时间推移，自己仍旧是同一个人）和自我——致性（自己是单一的、一致的和有界的实体）。客观的自我包括"物质的自我"、"社会的自我"和"灵性的自我"。

不同领域的学者热衷于探讨不同文化背景下的自我。不少学者认为，② 西方文化背景下的自我，奉行个人主义（提倡"做你自己的事"，或者如意

① Brendel, *Healing Psychiatry*. The MIT Press, 2006, 141-158.

② 许烺光著：《美国人与中国人：两种生活方式比较》，彭凯平、刘文静等译，华夏出版社，1989 年，第 132 页。马赛拉等著：《文化与自我：东方与西方的比较研究》，九歌译，邢培明、黄龙校，江苏文艺出版社，1989 年，第 126-131 页。朱滢著：《文化与自我》，北京师范大学出版社，2007 年，第 48 页、第 71 页。

大利中世纪诗人但丁^{（注十四）}（图 4.4）所说的"走你自己的路，让别人去说吧"），以个人为中心，倾向于独立的自我；中国传统文化背景下的自我，则奉行集体主义（强调"孝道"与"宗族"），以集体为中心，倾向于相互依赖的自我。这种差异性在文化人类学家许烺光先生看来，西方人比东方人（包括中国人、日本人）达到更深的心理层面和精神层面。我们从西方文化史中也觉得一些西方哲学家、文学家、艺术家比东方学者更深刻地感受到人所"存在"的孤独感、悲剧感和幻灭感。

例如，爱尔兰作家贝克特^{（注十五）}1953 年在巴黎巴比伦剧院首演了一部名为《等待戈多》的两幕剧，故事自始至终描述了两个流浪汉等待戈多。戈多是何许人也，为何要等他，谁都不知道。并且，到头来戈多也没有出现。该故事深刻揭示了人生的孤独与荒诞，无奈与无聊。《等待戈多》也由此成为欧洲文学史上经典的荒诞派戏剧。

2. 文化神经科学的探讨

文化神经科学是文化心理学中一个正在兴起的分支学科，旨在探讨引起文化差异的心理学、神经科学以及遗传学之间的相互关系。[1] 或者说，它是研究文化与生物学因素是如何相互作用的。[2] 同时，与之相关的另一个分支学科神经人类学亦在逐渐出现，它试图整合人类学和神经科学的理论与方法来研究文化与脑的关系。[3] 从心理学和神经影像学的综

---

[1] Chiao, Hariri, Harada, et al., "Theory and Methods in Cultural Neuroscience". *Soc Cogn Affect Neurosci*, 2010, 5（3）: 356–361.

[2] Kim and Sasaki, "Cultural Neuroscience: Biology of the Mind in Cultural Contexts". *Annu Rev Psychol*, 2014, 65（1）: 487–514.

[3] Domínguez, Lewis, Turner, et al., "The Brain in Culture and Culture in the Brain: A Review of Core Issues in Neuroanthropology". *Prog Brain Res*, 2009, 178（4）: 43–64.

合研究看，不少心理学家和神经科学家认为，人脑本身的形成和发育无不受到社会与文化因素的影响。例如，在基因与文化的相互影响中，杜斯勒（2009）等学者在巴西城区的研究发现，文化和谐与 5-羟色胺 2A 受体多态性的相互作用会影响人们的抑郁症状。[1] 同时，一些认知心理学家的研究表明，[2][3][4] 对于西方人，大脑内侧前额叶皮质只表征自我，不表征其他人；而中国人的大脑内侧前额叶皮质既表征自我，也表征母亲。焦氏使用功能性磁共振成像技术进行跨文化比较研究（2009），发现在大脑内侧前额叶皮质的活性方面，具有个人主义价值观的人对一般性的自我描述显示了较强的活性，而具有集体主义价值观的人对情景性的自我描述则显示较强的活性。[5] 焦氏的研究还发现（2009），在面对恐惧反应时，日本人与美国人的脑内双侧杏仁核的反应不同，文化在此发挥了一定的影响。[6] 此外，韩氏等人（2014）的荟萃分析表明，[7] 社会文化环境会影响社会认知 / 情感、非社会知觉 / 注意和运动系统等区域的神经活动。以上这些神经影像学的研究支持了生物学与文化共同影响脑与心灵的理论，并由此促进了文化神经科学的不断发展。可以说，文化神经科学也是一

---

[1] Dressler, Balieiro, Ribeiro, et al., "Cultural Consonance, A 5HT2A Receptor Polymorphism, and Depressive Symptoms : A Longitudinal Study of Gene × Culture Interaction in Urban Brazil". *Am J Hum Biol*, 2009, 21（1）: 91-97.

[2] 朱滢著：《文化与自我》，北京师范大学出版社，2007 年，第 48 页，第 71 页。

[3] Zhu, Zhang, Fan, et al., "Neural Basis of Cultural Influence on Self-Representation". *Neuroimage*, 2007, 34（3）: 1310-1316.

[4] 李洁、赵旭东著："第二届世界文化精神医学大会介绍"，《中华精神科杂志》，2010 年，43（2）: 121-122。

[5] Chiao, Harada, Komeda, et al. "Neural Basis of Individualistic and Collectivistic Views of Self". *Hum Brain Mapp*, 2009, 30（9）: 2813-2820.

[6] Chiao, "Cultural Neuroscience : A Once and Future Discipline". *Prog Brain Res*, 2009, 178（5）: 287-304.

[7] Han and Ma, "Cultural Differences in Human Brain Activity : A Quantitative Meta-Analysis". *Neuroimage*, 2014, 99（1）: 293-300.

门正在兴起的交叉学科，它力图将文化、心灵与脑的研究结合在一起，[①]它既是文化心理学中的重要分支，同时又是文化精神医学中一颗耀眼夺目的明珠。

[①] Zhang and Zhu, "Cultural Neuroscience : A New Interdisciplinary Field" . *Psychol Sci*, 2011, 34（3）: 514–519.

注 释

注一：符号学是关于符号的系统研究，由瑞士语言学家费迪南·德·索绪尔在 20 世纪初创立。他把语言活动分为语言和言语，言语只是露出水面的冰山一角，语言则是一个符号体系，其意义是任意的。在北美相应的为语义学，由美国哲学家查理·山德尔斯·皮尔斯创立。

注二：结构主义是 20 世纪 60 年代兴起的哲学思潮。它的前驱者是费迪南·德·索绪尔，主要代表人物为法国人类学家克劳德·列维－斯特劳斯和瑞士儿童心理学家皮亚杰等学者。在结构主义看来，文化是一个通过社会相互作用而被生产和再生产的编码了的意义体系。他们的兴趣在于相互作用中的参与者是如何学习和使用交流符号、编码的（参见鲍尔德温等著：《文化研究导论》，陶东风、和磊、王瑾等译，高等教育出版社，2004 年，第 34 页）。体现在心理学上，结构主义认为，人的心理活动、精神体验是可以在个体精神生活中的感觉和其他的成分中理解的。

注三：解构主义由法国哲学家雅克·德里达（Jacques Derrida，1930–2004）创立。最基本的特征为：批判结构主义的唯理论倾向；强调结构具有的异质性和开放性，极力消除整体性原则；不关注事物的普遍性，而注重其差异性和特殊性（参见庄锡昌主编：《西方文化史》，高等教育出版社，1999 年，第 328–329 页）。例如，在一些解构主义学者看来，厌食性神经症与其说是一种医学上的疾病，倒不如把它解构为一种文化上的失调。

注四：维特根斯坦（Ludwig Wittgenstein，1889–1951），英国籍哲学家、逻辑学家。他认为哲学的主要任务是"诊断"和"治疗"语言上的"疾病"、解除"语言的困惑"。

注五：拉康（Jacques Lacan，1901–1981），法国哲学家、精神分析学家与结构主义的主要代表。1932 年，他发表的博士论文《论与性格相关的偏执妄想精神病》，广受超现实主义艺术家的欢迎。之后，拉康相继发表了《镜子阶段》、《阳具的意指》等文章，对后来的精神分析影响颇大，并在精神分析领域自成一派，即拉康派。

注六：关于气（qi），日本学者小野泽精一写道："在战国到汉代——把万物的生成作为考察对象时开始，它（气）就被作为实质组成人和物的能量的基础，贯穿于包括儒教、道教及佛教的整个中国思想史。"（参见小野泽精一、福永光司、山井涌编著 :《气的思想》，李庆译，上海人民出版社，1980 年，第 4 页。）

注七：帝国，一般指版图很大或拥有殖民地的君主国家，如罗马帝国、大英帝国。

注八：亚文化，又称对立文化，是指社会某一群体虽具有主流文化的一些特征，但又表现出某些独特的价值观念和行为模式等要素的文化。例如，嬉皮士、雅皮士、朋克等。在赫伯迪格看来，亚文化是一种地下风格，它对社会秩序有一种象征性的抵抗，引起人们的注目乃至谴责。不过，"亚"有低于、次于的含义，故而有学者主张可用伴同文化取代，以避免文字上的贬义。

注九：音位学的研究主要在于语言中具有区分意义的最小语音单位，一般称作"音位"。英语语素 /p/ 和 /b/、/a/ 和 /e/ 分别在单词 peer 和 beer、bad 和 bed 中代表不同的音位，也叫做最小对立体。它们在单词里的读音不可互换或混淆，否则会引起词义的变化。音位学的研究需要研究者本人懂得他所研究的这门语言，而且必须是使用这门语言的人。语音学的研究主要是描述如何发音的，即说话人在发音时的唇型、开口度、舌位、声带振动、气流阻滞等状况，它还涉及人类发声器官（口腔、鼻腔、咽腔、肺）的协同运动等。语音学的研究是从观察者的角度描述语言的。对发音的研究，尤其是对某一语言的某些特别语音的研究不需要研究者本人实际会说或懂得这门语言。peer 中字母 p 发送气的双唇爆破音 /ph/，若发成不送气的双唇爆破音 /bh/，就会发成另一个单词 beer。

注十：患病角色，是指个体的身体功能不适的主诉，这可能成为个体逃脱失败的理由或回避其他社会责任的借口。例如，运动员如果顾忌甚至惧怕某场比赛，可能会夸大他已往的旧伤，从而找到合理的借口避免参赛。

注十一：高情感表达，其主要特征为家属对患者的批评、敌意、过分热情

及包办代替。由英国布朗等人（1962，1972）提出，后由英国著名学
者莱夫教授与沃恩博士等人（1976）进一步设计的坎伯威尔家庭晤谈
（Camberwell family interview，CFI）量表，用于评估精神分裂症患者的家
庭气氛，从而判断疾病复发的风险。

注十二：严格地讲，神经质与见人恐惧症有所不同，神经质主要表现为以
　　　强迫、完美主义、犹豫不决、社会退缩、神经衰弱和疑病倾向为主的综
　　　合征。

注十三：道家与道教的区别：道家是中国古代哲学的主要流派之一。以老
　　　子的"道"为世界原本，故称之道家，老子的代表作为《道德经》。后有
　　　庄子等人继承与发扬。道教是产生于中国东汉晚期的一种宗教，它奉老
　　　子为教主，尊为太上老君，视《道德经》为道教的基本经典。奉《庄子》
　　　为《南华真经》，并用老庄哲学来论证道教的神仙学，从而建立了道教的
　　　宗教哲学体系。

注十四：但丁（Dante Alighieri，1265–1321），意大利诗人，意大利文艺复
　　　兴的先驱者之一，现代意大利语的奠基人。其代表作为长篇史诗《神曲》
　　　（《地狱》、《炼狱》和《天堂》三部曲）。此外，他认为心灵是单一的，而
　　　灵魂则有生长、感觉和理智等3种不同的能力。（参见但丁著：《神曲：
　　　炼狱篇》，朱维基译，上海译文出版社，1984年，第27页。）

注十五：贝克特（Samuel Beckett，1906—1989），爱尔兰作家，但他的绝
　　　大多数作品是在法国巴黎完成。除了《等待戈多》以外，其代表作还有
　　　三部曲小说《马洛伊》，《马洛纳之死》和《无名的人》。1969年获诺贝
　　　尔文学奖。此外，在贝克特三部曲小说中不乏言语凌乱、行为呆板之人，
　　　这些人往往从外部世界退缩到自己的内心世界，类似精神分裂症患者出
　　　现的一些精神症状，引起了一些学者的广泛关注。

第 5 章

文化与常见精神障碍

文化无处不在。在精神医学领域中同样如此。
事实上，文化不仅对特殊的精神综合征具有明显的
作用，对常见精神障碍的症状表现、诊断和结局
也会产生影响。令人可喜的是，在美国 DSM-5 涉
及的精神障碍中设置了与"文化相关的诊断问题"，
以探讨对精神症状和诊断的影响。例如，在诊断精
神分裂症时，需注意在一些文化背景中带有宗教色
彩的幻听或幻视，因为这可能是正常的而非病态的
宗教体验。因此，这一章我们主要描述一些常见的
精神障碍如抑郁障碍、双相障碍、精神分裂症、强
迫障碍、进食障碍和物质使用障碍与社会文化的关
系，不过挂一漏万，在所难免。

一、抑郁障碍

1. 概述

抑郁障碍是一类常见的心境障碍，包括重性抑
郁障碍、恶劣心境、心因性抑郁症和产后抑郁等。

在美国，有研究表明，[①] 约有 16.2% 的人群罹患严重的抑郁症（重性抑郁障碍），另有 20% 的人群患有较轻的抑郁症（包括恶劣心境、反复发作的短暂性抑郁症等）。重性抑郁障碍的主要表现为显著、持久的情绪低落或对活动丧失兴趣、缺乏愉快感，可伴有抑郁性认知（无价值感、悲观厌世和罪恶感）以及生理性症状（早醒和体重下降等）；女性显著高于男性（21.3% 与 12.7%）；有 72.1% 的重性抑郁障碍共患其他疾病如焦虑障碍、物质使用障碍或冲动控制障碍；[②] 还有 15% 的重性抑郁障碍患者自杀死亡。[③]

2. 与文化背景的关系

忧郁症是最古老的精神疾病之一，早在旧约全书中便有记载。旧约中的约伯是一个信仰和敬畏上帝的人。他有 7 个儿子和 3 个女儿，还有众多的仆人和成百上千头家畜。魔鬼撒旦为考验约伯的虔诚，毁其子女、杀死仆人、抢其牲畜，并使其从头到脚长满毒疮，这让约伯陷入了深深的忧郁之中——不仅自责，还说道："我灵愁苦……我心苦恼……我厌烦我的性命。"[④] 当然，医学之父希波克拉底在两千多年前就把忧郁症视为主要的精神疾病或一种忧郁质，认为它是因人体内黑胆汁过剩所致。1621 年，一位名叫伯顿的英国作家和牧师，用他的如椽之笔写出了《忧郁症的解剖》一书，书中对忧郁由以产生的内外原因、患者的种种表现及其治疗都有非

---

① Kessler, Berglund, Demler, et al., "The Epidemiology of Major Depressive Disorder : Results From the National Comorbidity Survey Replication". *JAMA*, 2003, 289（23）：3095-3105.

② Kessler, McGonagle, Zhao, et al., "Lifetime and 12-Month Prevalence of DSM-Ⅲ-R Psychiatric Disorders in the United States : Results From the National Comorbidity Survey". *Arch Gen Psychiatry*, 1994, 51（1）：8-19.

③ Guze & Robins, "Suicide and Primary Affective Disorders". *Br J Psychiatry*, 1970, 117（539）：437-478.

④ 约伯记,《新旧约全书》, 中国基督教、三自爱国运动委员会印发, 1981 年, 第 609-615 页。

常精辟的详细描述。这部书不仅极大地影响了英国文学的风格，而且但凡研究精神医学历史的人都必谈此书。现代临床医学之父奥斯勒称赞这部书"是由外行人写得最精彩的医学专著"。[①] 这部书就算我们现在读起来，不仅在医学知识方面抑或在人生哲理方面仍有借鉴之处。现信手拈来一段，好似身边之事："智者降级，愚者升迁。大丈夫在外管理城镇，在家却要受制于蠢妇，能管辖一个省，却要遵守自己的仆人与子女所立的规矩。"[②] 当然，在临床上针对抑郁症患者，除了使用当今的抗抑郁药物治疗以外，四百年前的伯顿所提倡的注重饮食、改善空气、适当的锻炼以及音乐治疗等方法仍不过时。

所要说明的是，抑郁症作为一个真正的医学概念是从 19 世纪才开始使用，并逐渐受到医学界乃至大众的广泛重视的。在美国 DSM-5（2013）中，抑郁症诊断词条下仍包含了具有忧郁发作类型的抑郁症。有研究表明，[③] 抑郁症的发病约有 31%～42% 与遗传因素有关，低于精神分裂症。环境因素和社会文化因素在其发病中起到一定的作用。

从抑郁症的流行病学资料看，不同国家或不同文化背景下的抑郁症的患病率存在较大的差异。例如，在美国（2001-2002）使用由世界卫生组织推荐的复合性国际诊断交谈表（CIDI）诊断工具显示，美国重性抑郁障碍的终生患病率为 16.2%，[④] 而中国（2003、2006）使用同样的 CIDI 诊断工

① Burton, *The Anatomy of Melancholy.* New York Review Books, 2001, **xxiv**.
② 伯顿著：《忧郁的解剖》，冯环译注，肖建荣审校，金城出版社，2012 年，第23 页。
③ Sulliva, Neale and Kendler, "Genetic Epidemiology of Major Depression: Review and Meta-Analysis". *Am J Psychiatry*, 2000, 157（10）：1552-1562.
④ Kessler, McGonagle, Zhao, et al., "Lifetime and 12-Month Prevalence of DSM-Ⅲ-R Psychiatric Disorders in the United States：Results From the National Comorbidity Survey". *Arch Gen Psychiatry*, 1994, 51（1）：8-19.

具则显示，①② 重性抑郁障碍的终生患病率为 4.42% ~ 6.87%。显然，这并不能用诊断工具和调查年代来解释。我们认为，这种患病率的差异与不同的社会文化背景不无关系。

一种可能的假说是，在不同的文化背景下抑郁症的患病率确实存在明显差异。

在凯博文（1985）、马赛拉（1985）等学者看来，③④ 印欧语系中有大量词汇是用于描述抑郁体验的，尤其是抑郁症患者的自责自罪、生存性绝望等内心体验很可能受到犹太 – 基督教中原罪的影响。这些源于大环境（包括社会文化）的长期影响以及与遗传的交互作用，可能会对抑郁症的发病产生一定的影响。这些属于表观基因组学研究的内容，即生命遗传信息并不完全由基因所决定，比如一些科学家发现，可以在不影响 DNA 序列的情况下改变基因组的修饰，这种改变不仅可以影响个体的发育，而且还可以遗传下去。不同的文化背景下人们处世的态度、对付应激反应的方式不同，可能与抑郁症的发病有关。例如，在中国，儒家创始人孔子很早就教导我们"乐而不淫，哀而不伤"，强调保持情感释放的适度性。

另一种可能的假说是，抑郁症疾病本身的真实含义在不同的文化背景下存在着明显的差异。

---

① 马辛、李淑然、向应强等著："北京市抑郁症的患病率调查"，《中华精神科杂志》，2007 年，40（2）：100–103。

② 赵振环、黄悦勤、李洁等著："广州地区常住人口精神障碍的患病率调查"，《中国神经精神疾病杂志》，2009 年，35（9）：530–534。

③ Marsella, Sartorius, Jablensky et al., "Cross–Cultural Studies of Depressive Disorders : An Overview". *Culture and Depression*. University of California Press, 1985, 299–324.

④ 凯博文著：《苦痛和疾病的社会根源》，郭金华译，上海三联书店，2008 年，第 29–45 页。

　　凯博文（1985）、马赛拉（1985）指出，[1][2]印欧语系之外的其他国家的人群当中（如尼日利亚人、中国人、加拿大的爱斯基摩人、日本人和马来西亚人）并未发现与欧美独有的文化下等同的抑郁症概念。例如，莱夫（1981）指出，在尼日利亚土语约鲁巴中没有与抑郁直接对应的同义语，南非的科萨人也没有表达抑郁含义的词汇，但他们都使用心痛一词来描述这种状态。凯博文（2004）在中国对抑郁症进行跨文化研究的体会是："中国社会许多地区的抑郁症（患者）的体验更多的是躯体上的而不是心理上的，许多抑郁症患者并没有感到悲哀，而是表现为厌倦、不舒服、内在紧张感、疼痛、头晕和疲乏。这些具有文化代码的症状可能误导了在美国的中国移民的诊断……"[3]当然，这并不意味着在许多非欧美文化下就缺乏抑郁障碍的存在，也很可能是用一种文化背景下的诊断标准来判断另一种文化背景下的精神障碍，缺乏有效性。甚至，我们会因此犯下一个明显的错误，也就是凯博文（1977）所说的"分类谬误"，其主要含义是："把一个文化的诊断系统及其背后的信仰和价值观以民族中心主义的方式强加在另一文化的病痛体验上，而后者固有的诊断类别及其表达的信仰和价值观也许是大相径庭的。"[4]显然，作为人类学家和文化精神医学家的凯博文倡导用主位研究法评估抑郁症。

　　此外，在斯尼达等学者（1990）的一项研究中发现，[5]移民美国的女性

① Marsella, Sartorius, Jablensky et al., "Cross–Cultural Studies of Depressive Disorders : An Overview". *Culture and Depression*. University of California Press, 1985, 299–324.

② 凯博文著：《苦痛和疾病的社会根源》，郭金华译，上海三联书店，2008 年，第 29–45 页。

③ Kleinman, "Culture and Depression". *N Engl Med*, 2004, 351（10）：951–953.

④ 凯博文著：《苦痛和疾病的社会根源》，郭金华译，上海三联书店，2008 年，第 29–45 页。

⑤ 杰弗瑞等著：《变态心理学》，吉峰、杨丽、卢国华等译，梁宝勇、蔡颖、周亚娟审校，华东师范大学出版社，2009 年，第 215–216 页。

比男性具有更高的抑郁。因为美国社会的大环境中，男性和女性都有较自由的性别角色，但女性移民受到了一定的限制；她们主要操持家务，而丈夫外出挣钱养家。一旦她们外出工作，便有可能面临家庭变迁和个人内部角色的冲突，带来应激，引起发病。

其实，不仅女性移民较男性移民具有更高的抑郁，而且不少流行病学的资料显示，①②③女性抑郁症显著高于男性，这同样可能与以下社会文化因素有关系：

（1）当代社会女性面临更大的家庭与职业的双重社会压力；

（2）女性一生中的青春期、怀孕期与绝经期所面临的特殊的社会生活事件；

（3）女性一生中遭遇性侵害、儿童虐待和家庭暴力等社会负性事件的概率高于男性，而这些负性事件是引发抑郁症的危险因素。

在当下的中国，一些罹患抑郁症的官员因经济问题而触发了自杀。在这里除了疾病本身带来的痛苦以外，还有着非常复杂的社会文化因素。一般说来，人都走了，一来政府大多不会追责讨债，二来最大限度地保全自己的名誉，因为在外界看来，这些官员多半是因病而亡，而非畏罪自杀，博得他人的些许同情。甚至，个别本不是抑郁症的官员"患者"也以此种方式自寻短见。这不禁使我想起了四百年前伯顿的另一番精辟见解："有人

---

① Kessler, McGonagle, Zhao, et al., "Lifetime and 12-Month Prevalence of DSM-Ⅲ-R Psychiatric Disorders in the United States : Results From the National Comorbidity Survey". *Arch Gen Psychiatry*, 1994, 51（1）: 8-19.

② 马辛、李淑然、向应强等著："北京市抑郁症的患病率调查"，《中华精神科杂志》，2007 年，40（2）: 100-103。

③ 赵振环、黄悦勤、李洁等著："广州地区常住人口精神障碍的患病率调查"，《中国神经精神疾病杂志》，2009 年，35（9）: 530-534。

殚精竭虑，出卖灵魂去聚钱敛财，但他却不能享用。"[1]

二、双相障碍

1. 概述

美国 DSM-5 将双相障碍从"心境障碍"中分离出来，归类在"双相及相关障碍"之中。双相障碍又称躁狂抑郁性精神病，是一种以心境状态与精力波动为主的慢性障碍，其明显的临床特征是抑郁和躁狂两种截然相反（两极性）的表现见于同一个患者。有超过 1% 的人群罹患此病（终生患病率 1.6%），[2][3][4] 且有 15% ~ 19% 的双相障碍患者自杀（Goodwin & Jamison，1990）。[5] 双相障碍主要分为双相Ⅰ型障碍和双相Ⅱ型障碍，前者的特点是患者出现严重的躁狂发作，需要治疗如住院（重躁狂轻抑郁）；后者的特点是患者出现严重的抑郁发作，需要治疗如住院，且过去曾有轻躁狂的病史（轻躁狂重抑郁）。当然，双相Ⅰ型障碍还包括重躁狂重抑郁发作。国外研究表明，[6][7] 双相Ⅰ型障碍见于男女各半，且其发病年龄较早、

---

[1]　伯顿著：《忧郁的解剖》，冯环译注，肖建荣审校，金城出版社，2012 年，第 22 页。

[2]　Belmaker, "Bipolar Disorder". *N Engl J MED*, 2004, 351（5）: 476–486.

[3]　Kessler, McGonagle, Zhao S, et al., "Lifetime and 12-Month Prevalence of DSM-Ⅲ-R Psychiatric Disorders in the United States: Results From the National Comorbidity Survey". *Arch Gen Psychiatry*, 1994, 51（1）: 8–19.

[4]　Grande, Berk, Birmaher, et al., "Bipolar Disorder". *Lancet*, 2016, 387（10027）: 1561–1572.

[5]　Goodwin & Jamison, *"Manic-Depressive Illness: Bipolar Disorders and Recurrent Depression"*. Oxford University Press, 2007, 249, 379–407.

[6]　同上。

[7]　Marneros & Goodwin, *Bipolar Disorders: Mixed States, Rapid-Cycling and Atypical Forms*. Cambridge University Press, 2005, 6, 88–95.

住院次数较多；双相Ⅱ型障碍多见于女性，且有较高的自杀风险和自杀未遂史；在实际临床工作中部分双相Ⅱ型首次抑郁发作易被误诊为单相抑郁症。

2. 与文化背景的关系

有关躁狂症和忧郁症的概念犹如医学本身的历史一样古老，在古希腊的荷马时代（约公元前 11 世纪－前 9 世纪）就有所记载。希波克拉底文集也曾写道："埃尔西波斯患躁狂症，当继发急性热时，躁狂症停止了。"[①] 在中国的《黄帝八十一难经》中就有"狂癫之病"，这在钱钟书先生看来，略同于西方的"躁"和"郁"。[②] 公元 100 年，希腊著名的医师阿勒特斯就觉得躁狂症和忧郁症是一个疾病实体——"我认为忧郁症是躁狂症的开端及其一部分……躁狂症的发展实际上是疾病（忧郁症）的加重而不是进入另一种疾病。"[③] 约 1800 年后，德国精神医学家克雷丕林（1896）明确把躁狂抑郁性精神病（躁郁症）视为一个疾病单元。在精神医学界，现将躁郁症称为双相障碍。我觉得这个病名起得非常恰当，既反映该病两极性的特征，又不会存在较为明显的病耻感。

人们谈论"天才与精神病"的话题由来已久。从古希腊哲学家柏拉图到其弟子亚里士多德，从德国哲学家叔本华到英国诗人蒲柏[（注一）]，从意大利精神医学、犯罪学家隆布罗索（Cesare Lombroso，1836–1909）到德国神经病理学家默比乌斯（Pual Julius Moebius，1853–1907）等，都有过大量或精辟的论述。尤其是不少学者将躁狂抑郁性精神病与天才人物的创造

---

① 卡斯蒂廖尼著：《医学史》，程之范主译，广西师范大学出版社，2003 年，第 129 页。

② 钱钟书著：《谈艺录》，商务印书馆，2011 年，第 63 页。

③ Marneros & Goodwin, *Bipolar Disorders : Mixed States, Rapid–Cycling and Atypical Forms.* Cambridge University Press, 2005, 6, 88–95.

性紧密联系在一起。例如，朱达（Juda，1949）、[①] 安德瑞森（Andreasen，1987）、[②] 贾米森（Jamison，1993）[③] 等进一步从天才人物的传记、家系研究中发现，与其他精神障碍相比，天才有易患双相障碍的倾向，且在艺术家、作家的一级亲属中也易患双相障碍。有学者（Czeizel，2001）[④] 研究了21 位著名的匈牙利诗人（出生于 1554 至 1925 年间），发现患有双相 I 型障碍的诗人占 14%，患有双相 II 型障碍的诗人占 53%。还有学者（Lauronen，2004）的文献复习表明，[⑤] 一些作曲家（舒曼）、诗人（贝里曼、塞科斯顿、普拉斯）、作家（伍尔夫、海明威）患有双相障碍。历史上也有不少政治领袖如亚历山大大帝、克伦威尔、纳尔逊、波拿巴、罗斯福、墨索里尼、丘吉尔[（注二）] 等患有双相障碍或为循环性气质或有轻躁狂表现。

这些观点和研究提示，双相障碍两极性的表现和发作性的病程使得艺术家、作家可能更敏锐、更深刻地感受到人类的存在与痛苦，从而使他们的作品更富有表现力（如凡·高的《星光灿烂》）或更能表现出"真理"（如在存在主义先驱克尔凯戈尔看来，人们认识真理的程度总是与他们对生活的感受性、对痛苦的体验息息相关。后来的存在主义大师尼采也这样认为。），政治领袖则显得比常人精力更旺盛、体力更充沛、斗志更昂扬和抗挫力更顽强。

---

① Goodwin & Jamison, "*Manic-Depressive Illness : Bipolar Disorders and Recurrent Depression*". Oxford University Press, 2007, 249, 379–407.

② Andreasen, "Creativity and Mental Illness : Prevalence Rates in Writers and Their First-Degree Relatives". *Am J Psychiatry*, 1987, 114（10）: 1288–1292.

③ 贾米森著，《疯狂天才：躁狂抑郁症与艺术气质》，刘建周、诸逢佳、付慧译，上海三联书店，2007 年，第 178–221 页。

④ Goodwin & Jamison, "*Manic-Depressive Illness : Bipolar Disorders and Recurrent Depression*". Oxford University Press, 2007, 249, 379–407.

⑤ Lauronen, Veijola, Isohanni, et al., "Links Between Creativity and Mental Disorder". *Psychiatry*, 2004, 67（1）: 81–98.

当然，要说明的是，目前有关创造性与精神障碍之间的一些联系仅仅是相关性的，而非因果性的，并不能夸大疯狂对创造性的贡献。

三、精神分裂症

1. 概述

精神分裂症是一种复杂的、异质性的行为与认知综合征，这种严重的精神障碍不仅涉及个人也会影响家庭与社会。[1] 约有 1% 的人罹患此病（终生患病率 0.4%）；[2] 通常起病于青少年晚期或成年早期；其临床表现为变化多端（可谓千人千面），可涉及患者的认知、情感和行为等诸多方面，主要表现有以下五维症状：[3]

（1）阳性症状，包括幻觉、妄想、言语紊乱和行为紊乱等；

（2）阴性症状，包括情感平淡、思维贫乏、意志缺乏、快感缺乏和注意损害等；

（3）认知症状，与阴性症状可有重叠，包括言语流畅性的损害、学习能力受损和注意力损害等；

（4）攻击症状，与阳性症状可有重叠，包括过分敌意如恶语伤人或用行为伤人毁物，可有自我伤害行为出现，甚至自杀；

（5）抑郁 / 焦虑症状，包括抑郁心境、焦虑心境、罪恶感、紧张害怕和

---

① Owen, Sawa, Mortensen, "Schizophrenia". *Lancet*, 2016, 388（10039）: 86–97.

② McGrath, Saha, Chant, et al., "Schizophrenia : A Concise Overview of Incidence, Prevalence, and Mortality". *Epidemiol Rev*, 2008, 30（1）: 67–76.

③ Van Os, Kapur, "Schizophrenia". *Lancet*, 2009, 374（9690）: 635–645.

易激惹等。

此外，精神分裂症患者通常难以认识到自己的异常心理活动，疾病自知力多有缺损。其病程往往延迟不愈，有慢性化倾向。约有 10%（Miles，1977）的精神分裂症患者自杀死亡，[1] 还有精神分裂症患者的预期寿命较一般人群短 15-20 岁。[2]

2. 与文化背景的关系

从精神医学史来看，有关忧郁症和躁狂症的记载明显早于精神分裂症；有关精神分裂症的描述可能始于 15 世纪之后。[3] 从里德渥德（1990）为我们描绘的生物学因素和社会文化因素对不同精神障碍的谱系的影响看（见前），精神分裂症位于谱系的左边，更多的是与生物学因素有关。具体而言，精神分裂症的发病大约有 70% 与遗传因素有关，[4]30% 与环境因素有关，包括与围产期和儿童的脑损害以及心理社会应激有关。[5] 世界卫生组织曾经进行过两项研究，一项是前面提到的精神分裂症国际试点研究（IPSS，WHO，1973，1979；Leff，1992）；另一项是严重精神障碍的结局的决定因素研究（DOSMD，Sartorius，1986；Jablensky，1992；Jablensky，2000）。这两项研究覆盖非洲、美洲、亚洲和欧洲的 12 个国家 2000 多名精神分裂症患者及相关障碍患者，由当地接受过培训的精神科医师和其他

---

[1] Miles, "Conditions Predisposing to Suicide: A Review". *J Nerv Ment Dis*, 1977, 164（4）: 231-246.

[2] 李洁著：“第 16 届世界精神医学大会介绍”,《中华精神科杂志》, 2015, 48（1）: 59-60。

[3] Higgins, Kose and Charleston, "Absence of Schizophrenia in a 15th-Century Islamic Medical Textbook". *Am J Psychiatry*, 2007, 164（7）: 1120.

[4] Tsuang, "Gene and Schizophrenia". *Biol Psychiatry*, 2000, 47（3）: 210-220.

[5] Freedman, "Schizophreia". *N Engl J Med*, 2003, 349（18）: 1738-1749.

精神卫生工作者在社区和医院使用标准化的诊断标准和评估方法开展工作。其结果显示，在不同的文化背景、不同的人群中精神分裂症的病理生理基础可能是相似的。但是，从 IPSS 两年和五年的随访评估表明，[①]在发展中国家如印度、哥伦比亚和尼日利亚，精神分裂症患者的结局好于发达国家。在随后的世界卫生组织（Jablensky，1992）一项对 10 个国家的研究中发现，发展中国家分裂症患者的结局一般好于发达国家。[②]

尽管有些学者（Edgerton，Cohen，1994）对 IPSS、DOSMD 的研究结论持怀疑态度，[③]但不少专家认为，[④]相比于西方发达国家，发展中国家的精神分裂症患者可能得到了较多的家庭支持和社会支持，而对精神分裂症患者却有较少的"批评"、"指责"和"敌意"等高情感表达，从而可能产生相对较好的预后结局。

总体而言，精神分裂症及其患者除了生物学和心理学因素以外，与其说它与文化因素有关，倒不如说它与社会环境因素更为密切。目前认为，精神分裂症是在遗传与环境（"GE"）的交互作用下发病的。此外，有大量研究表明，[⑤⑥]在现实生活中分裂症患者具有较高的病耻感与被歧视；具有

---

① McGrath, Saha, Chant, et al., "Schizophrenia : A Concise Overview of Incidence, Prevalence, and Mortality" .*Epidemiol Rev*, 2008, 30（1）: 67–76.

② Jablensky, "Epidemiology of Schizophrenia : The Global Burden of Disease and Disability" .*Eur Arch Psychiatry Clin Neurosci*, 2000, 250（6）: 274–285.

③ Edgerton, Cohen, "Culture and Schizophrenia : The DOSMD Challenge" .*Br J Psychiatry*, 1994, 164（2）: 222–231.

④ Jablensky, "Epidemiology of Schizophrenia : The Global Burden of Disease and Disability" .*Eur Arch Psychiatry Clin Neurosci*, 2000, 250（6）: 274–285.

⑤ Owen, Sawa, Mortensen, "Schizophrenia" .*Lancet*, 2016, 388（10039）: 86–97.

⑥ Brohan, Elgie, Sartorius, et al., "Self-Stigma, Empowerment and Perceived Discrimination among People with Schizophrenia in 14 European Countries : The GAMIAN-Europe Study" .*Schizophr Res*, 2010, 122（1-3）: 232–238.

较高的失业率；不少分裂症患者被社会边缘化，以上这些都是精神卫生工作者除了面对分裂症患者的临床症状之外，还要帮助他们应对的诸多的现实挑战。

四、强迫症

1. 概述

美国 DSM-5 也将强迫症等从焦虑障碍中分离出来，归类在"强迫及相关障碍"之中。这类障碍主要包括强迫症、躯体变形障碍、囤积障碍、拔毛障碍、抓痕障碍和物质 / 药物所致的强迫及相关障碍等。[①] 强迫症的主要临床表现为患者可以出现强迫性想法、强迫性穷思竭虑、强迫性冲动、强迫性恐怖、强迫性仪式动作或强迫性迟缓，患者明知道这些想法和行为不合理，但无法摆脱、难以控制，可伴有明显的焦虑情绪、抑郁情绪和人格解体。强迫症是一种精神科常见的慢性化的致残性障碍，其终生患病率约为 1%～2%。[②③] 例如，在我们的门诊可见到强迫症患者出现下列强迫性想法"①一天规定可用几次肥皂？怎样才叫洗一次手？一天要洗几次手？总共要洗几次手？用几次肥皂后才能去干活、购买东西或洗澡？②数字到底是什么东西？什么数字最吉祥？它意味着什么？整百数字是否最好？如自己的电话号码、自己家住的门牌号、外出坐车的号码、购买商品时所付

① American Psychiatric Association, *Diagnostic and Statistical Manual of Mental Disorders*, 5ᵗʰ edn. American Psychiatric Publishing, 2013, 235-264.

② Abramowitz, Taylor, McKay, "Obsessive-Compulsive Disorder". *Lancet*, 2009, 374（9688）：491-499.

③ Van Ameringen, Patterson, Simpson, "DSM-5 Obsessive-Compulsive and Related Disorders：Clinical Implications of New Criteria". *Depress Anxiety*, 2014, 31（6）：487-493.

的价钱等等是否都要带有整数？③人民币的号码有特殊意义吗？"等等。在美国导演、编剧和制片人布鲁克斯导演的《尽善尽美》的影片中，梅尔文是一位既无家庭又无好友的作家。他至少表现了明显的强迫症状：关门、开灯都数 5 下，上餐馆吃饭时总要带上自己的塑料餐具。

2. 与文化背景的关系

在历史记载中，有一些著名人物也出现过强迫的表现。例如，在早期的佛经故事中，有一位和尚把自己的大部分时间都花在打扫寺庙上（重复扫院子），所以人称扫帚（Sammunjani）和尚。据说，日本江户时代中期的高僧白隐禅师（Hakuin，1685–1768）也曾有过严重的强迫性想法和强迫性怀疑。很显然，一些宗教仪式也带有强迫性，例如，一些宗教信徒的虔诚祭拜带有明显的强迫行为。这在我们评估来访者是否存在具有临床意义的强迫思维、强迫动作时所要考虑的。此外，欧卡沙等人（1994）的调查显示，① 在埃及的穆斯林中，强迫症患者的临床表现与强迫性洗礼、自知力差和宗教仪式有关。

强迫性思维常常涉及道德或躯体上的厌恶，进而使人产生羞愧感。在人类学家本尼迪克特看来，日本是一个"耻感文化"显著的国家。那么，在一种"耻感文化"浓郁的国家，他们的强迫障碍的临床症状是否受文化影响而不同于西方国家呢？日本学者（Matsunaga，2008）的研究表明，② 日本人的强迫障碍表现为以下四个方面：

---

① Okasha, Saad, Khalil, et al., "Phenomenology of Obsessive–Compulsive Disorder : A Transcultural Study. *Compr Psychiatry*, 1994, 35（3）: 191–197.

② Matsunaga, Maebayashi, Hayashida, et al., "Symptom Structure in Japanese Patients with Obsessive–Compulsive Disorder". *Am J Psychiatry*, 2008, 165（2）: 251–253.

（1）清洁 / 洗涤；

（2）储藏；

（3）对称 / 重复；

（4）攻击 / 检查。

这些表现是与西方国家的表现相吻合的。另外，有学者（Fontenelle，2004）的研究也发现，[1]强迫症的核心症状在世界各地都可以见到，例如，强迫症患者反复清洁、反复检查的临床表现。因此，从哲学角度看，强迫症患者追求完美主义，而这种追求完美却让他们付出了沉重的代价。从心理学角度看，强迫症患者在发病前多半有做事要尽善尽美的性格特征，乃至被称为"肛门性格"（整洁、吝啬和顽固）。然而，对强迫症的跨文化研究提示了它存在着普遍的心理生物机制，而文化的病理塑型作用并不明显。如果说，追求完美只是一种人生的哲学态度，那么，强迫症则是全球可以见到的神经生物学特点明显的精神障碍。

五、进食障碍

1. 概述

美国 DSM-5 将进食障碍归类在"喂食及进食障碍"之中。进食障碍主要是指与进食行为异常有关的一组障碍，其结果可引起个体在身体、心理和社会功能方面的损害。它主要包括厌食性神经症、贪食性神经症等。

厌食性神经症简称厌食症，主要临床表现为显著低体重（体重指数

---

[1] Fontenelle, Mendlowicz, Marques, et al., "Trans-Cultural Aspects of Obsessive-Compulsive Disorder : A Description of a Brazilian Sample and a Systematic Review of International Clinical Studies". *J Psychiatr Res*, 2004, 38（4）: 403-411.

BMI < 17.0kg/m²)。患者的基本特点是持续的能量摄入限制，强烈担心体重增加或变胖，对自我的体重或体形产生感知上的紊乱。在女性上可表现为强烈地渴望变瘦，即使这些人在别人看起来"骨瘦如柴"，但她们还要减轻体重。在美国的社区调查表明，[1] 厌食症终生患病率为 0.6%，其中女性为 0.9%，男性为 0.3%。

贪食性神经症简称贪食症，是指无法控制的过度摄食。罗素（1979）在 6 年多的时间内收集了 30 例贪食症患者，[2] 认为贪食症是厌食症预兆性的变异。其主要临床表现为：[3]

（1）一种无法抵制的过分进食；

（2）过分测量体重，并控制体重增加；

（3）可以出现在厌食症中见到的有关体形和体重的超价观念。

在美国的社区调查表明，[4] 贪食症终生患病率为 1%，其中女性为 1.5%，男性为 0.5%。以上显示，无论是厌食症还是贪食症，女性的患病率皆明显高于男性。

2. 与文化背景的关系

人的身体不仅承载着各自的生理和心理特征，也表露着一些社会文化

---

[1] Hudson, Hiripi, Pope, et al., "The Prevalence and Correlates of Eating Disorders in the National Comorbidity Survey Replication". *Biol psychiatry*, 2007, 61（3）：348-358.

[2] Russell, "Bulimia Nervosa：An Ominous Variant of Anorexia Nervosa". *Psychol Med*, 1979, 9（3）：429-448.

[3] Fairburn, Cooper, and Murphy, "Bulimia Nervosa". *New Oxford Textbook of Psychiatry*, 2ⁿᵈ edn. Oxford University Press, 2009, 800-811.

[4] Hudson, Hiripi, Pope, et al., "The Prevalence and Correlates of Eating Disorders in the National Comorbidity Survey Replication". *Biol psychiatry*, 2007, 61（3）：348-358.

的痕迹。例如，我们从一个女人的穿戴上可以初步判她的身份，是时尚女性，还是职业女性，或是乡下妇女。虽然这种"以貌取人"的判断或多或少地带有一些偏见，但也部分反映了某种社会文化的特点。当然，文化因素也被看作是进食障碍的致病因素之一。在社会审美观中崇尚"苗条"为美的不同国家或时期，可能会对进食障碍的发病带来影响。从历史上看，公元 4 世纪相信神秘直觉说的早期基督教诺斯替教派认为物质的东西包括食物都是邪恶的，于是在生活上主张自我饥饿的禁欲主义方法，这可能是有史记载的最早的较大规模的进食障碍。① 目前，进食障碍在西方国家较为常见，因为当今的西方社会无不受到苗条时尚的文化影响，并且通过电视、电影以及书刊等各种文化载体营造了对肥胖者的偏见。正如美国当代女性主义者、人类学家鲍尔多教授在其《不能承受之重》一书中提及："即对我们文化中的大多数人而言，苗条的确等于能力、自律和智慧，而女性的丰满（特别是过大的胸部）则代表让人吃惊和可笑的乏味。"②

从职业看，芭蕾舞蹈学生厌食症的患病率较高（加拿大和英国的学生患病率分别为 6.5% 和 7.0%）。③④ 显然，人们希望在舞台上看到的是身材苗条、舞步轻盈的白天鹅。同样，在各种时装秀中，展示给观众的也是身材高挑、大腿修长的女性。从加纳学生与美国学生跨文化比较看，加纳学生崇尚肥胖，美国学生则相反。布鲁恩特等人（1991）报告，⑤ 生活在英

① Andersen, Yager, "Eating disorders". *Kaplan & Sadock's Comprehensive Textbook of Psychiatry*, 8ᵗʰ edn. Lippincott Williams & Wilkins, 2005, 2002-2004.

② 鲍尔多著:《不能承受之重》, 綦亮、赵育春译, 江苏人民出版社, 2009 年, 第 64 页。

③ Garner and Garfinkel, "Socio-Cultural Factors in the Development of Anorexia Nervosa". *Psycho Med*, 1980, 10（4）: 647-657.

④ Szmukler, Eisler, Gillies, et al., "The Implications of Anorexia Nervosa in a Ballet School". *J Psychiatr Res*, 1985, 19（2-3）: 177-181.

⑤ Bryant-Waugh & Lask, "Anorexia Nervosa in a Group of Asian Children Living in Britain". *Br J Psychiatry*, 1991, 158（3）: 229-233.

国的亚洲家庭儿童出现了厌食症，这可能与来自他们父母或祖辈的不同文化有关。一般而言，生活在英、美等西方发达国家中的人们并不缺乏基本的食物，但要为保持苗条身材而节食，显然是受到各种媒体和同伴的压力。生活在基本食物匮乏的不发达国家，其女性崇尚的可能不是苗条，而是肥胖。当人们从崇尚肥胖的地方移民到审美观不同的国家时，其子女可能出现与原有文化相冲突的情况。随着西方文化的"扩张"与影响，一些非西方国家如巴基斯坦的进食障碍也有所增加。

可以说，受西方当下的审美文化影响的年轻女性所感受到的社会压力和社会期望是其产生进食障碍的社会文化因素。有学者说"精神病理学是一个文化所有问题的最终表现"，而鲍尔多教授（2004）则认为，没有什么能比厌食性神经症更能明显地验证这种说法。[1] 从解构主义的观点看，厌食症与其说是一种医学上的疾病，倒不如把它解构为一种文化上的失调。

六、物质使用障碍

1. 概述

美国 DSM-5 将物质使用障碍归类在"物质相关障碍"之中。是指当人们使用了一些如含有酒精或大麻一类的物质后，其认知过程、情感体验和行为方面可能出现明显的变化，这些改变不仅会引起"大脑环路的潜在改变"，[2] 其长期结果也往往会损害他们的社会功能。所使用的物质可以是酒精、大麻、致幻剂、吸入剂、阿片类物质、镇静剂／催眠药或抗焦虑剂、兴

---

[1] 鲍尔多著：《不能承受之重》，綦亮、赵育春译，江苏人民出版社，2009 年，第160 页。

[2] American Psychiatric Association, *Diagnostic and Statistical Manual of Mental Disorders*, 5th edn. American Psychiatric Publishing, 2013, 483–485.

奋剂和烟草等。凯斯勒等人（1994）的报告显示，[1] 物质使用障碍的终生患病率为 26.6%。约翰逊等人（2007）的报告显示，在一项青少年群体接受的调查中，青少年认为易获得前三位的成瘾物质是酒精（82%）、香烟（79%）和大麻（70%）。[2]

2. 与文化背景的关系

从历史看，物质的使用与人类的文明史一样久远，尤其是对酒类情有独钟。在公元前的荷马史诗中不仅记载着战争与杀戮，还在多处描写用美酒敬神明的故事，甚至在酒中滴点药汁用于"解愁消愤，忘却一切苦怨"。[3] 在悠悠 5000 年的华夏文明史中，人们对饮酒、美酒也充满了极大的乐趣。无论是中国的《诗经》还是《书经》，对饮酒都有过描述。三国时代的曹操曾吟诵道："对酒当歌，人生几何……何以解忧，唯有杜康。"就连唐代大诗人李白也常常饮酒赋诗，素有"李白斗酒诗百篇"之说。此外，19 世纪的法国文豪大仲马在其《基度山伯爵》中，也为我们生动地描述了弗兰士在食用大麻精之后的身体与心理变化。就算当下作为伴随人类社会的"添加剂"如烟、茶和酒这类物质，也或多或少地与我们的工作、生活和交际不无关系。例如，你可能在清晨上班时沏上一杯茶提神醒目，或者可能在午饭后小憩片刻时吸上一口烟，以吞云吐雾缓解压力，又或者晚上与久别重逢的老友相聚，喝上几杯小酒，爽快到极致。当然，使用这些物质一旦过了头，便容易产生精神卫生问题。其实，从 18 世纪中叶开始，公众便逐渐意识到饮酒所致的精神卫生问题。

---

[1] Kessler, McGonagle, Zhao, et al., "Lifetime and 12-Month Prevalence of DSM-Ⅲ-R Psychiatric Disorders in the United States". *Arch Gen Psychiatry*, 1994, 51（1）: 8-19.

[2] Comer, *Abnormal Psychology*, 7th edn. Worth Publishers, New York, 391-392.

[3] 荷马著：《荷马史诗·奥德赛》，王焕生译，人民文学出版社，1997 年，第 62 页。

一般而言，社会文化因素（包括社会的急剧变化、文化上的应激等）、同伴的行为、获取物质的可及性和价格等因素都可以影响对它的使用。例如，饮酒、醉酒、酒精使用障碍和因酒精中毒接受治疗的男性明显高于女性。显然，这与男性面临更多的工作、生活和社会压力不无关系。饮酒往往成为一些男性"借酒浇愁"和缓解自我压力的一种方法。还有，坎等人（2002）的研究显示，[1] 贫穷也会导致个体持续的心理上的应激，通过饮酒来应对生活中的千难万苦，从而增加了酒精所致精神卫生问题的风险。

宗教文化和传统文化也对饮酒有一定的影响。在《古兰经》上讲道："信道的人们啊！饮酒、赌博、拜像、求签，只是一种秽行，只是恶魔的行为，故当远离，以便你们成功。"[2] 还有，印度教和浸礼会都反对饮酒。因此，在伊斯兰社会以及其他相应的信徒中少有酒精使用障碍。相对于美国，中国的酒精依赖率较低，这可能与中国的传统文化不无关系。孔子说"惟酒无量不及乱"，孟子也说"乐酒无厌谓之亡"，这意味着人们可以适可而止地饮酒，如不加以限制则会乱和亡。

大麻俗称火麻，属一年生草本植物，雌雄异株。原产于亚洲，可能起源于印度或中国等国家，现遍及全球。大麻有野生和栽培两种。其雌株含四氢大麻酚（THC），为主要的精神活性成分。人吸食后可产生欣快、放松、知觉改变、感觉器官的体验增强等，如更充分地领悟音乐和人生。有记载生动地描述了当人吸食大麻后的精神状态："常表现为活动过度、敏慧、多言及猜疑。谈话不厌其详，情绪高涨，但并无妄想、幻觉、恐惧或孤立性思维等明显的精神障碍。注意力、集中力及理解力少有障碍，这可

---

① Khan, Murray, Barnes, "A Structural Equation Model of the Effect of Poverty and Unemployment on Alcohol Abuse". *Addict Behav*, 2002, 27（3）: 405-423.

② 《古兰经》，马坚译，中国社会科学出版社，1981 年，第 89 页。

从其学习所得的测验结果只呈轻度降低来证实。"①

按照 "美国国家药物滥用家庭调查"（2000）的报告，②34% 的美国人在其一生中至少使用过一次大麻类物质，过去一年和目前分别有 8% 和 5% 的美国人使用大麻类物质。

在 20 世纪 30 年代，美国人娱乐性地使用大麻先是从墨西哥传入，后经爵士音乐家向美国东北部传播开来。20 世纪 60 年代美国青年人多吸食大麻类物质。这主要受 "垮掉的一代"、嬉皮士等文化思潮、文化运动的影响(注三)。在 "垮掉的一代" 的精神领袖诗人金斯伯格的长诗《嚎叫》中，无不流露了人们使用不同的毒品、酒精等物质追求刺激，在放荡不羁的生活中体验极乐，借以反叛美国的物质文明。同样，伯罗斯的《裸体的午餐》、凯鲁亚克的《在路上》都不时地表述了有关毒品、性爱以及同性恋的各种体验。

由于吸食大麻对人的损害要远轻于海洛因之类的所谓 "硬毒品"，所以，目前在荷兰使用大麻是合法的。尽管在 20 世纪初美国是禁止使用大麻的，但随着美国社会文化的变化，一些州如加利福尼亚州正在力争使其用于医疗之外的合法化。支持者认为这是加州文化的一部分，是人们日常生活的组成部分。可以说，社会是决定某种物质是否对人体有害的关键因素之一。

3,4- 亚甲二氧基甲基安非他命（MDMA）俗称摇头丸。有调查显示，③

---

① 梅佑—格罗斯、斯莱脱、路茨著：《临床精神病学》，纪明、徐韬园、史鸿璋等译，夏镇夷审校，上海科学技术出版社，1963 年，第 354 页。

② Hall & Degenhardt, "Cannabis-Related Disorders". *Kaplan&Sadock's Comprehensive Textbook of Psychiatry*, 8th edn. Lippincott Williams & Wilkins, 2005, 1211-1212.

③ Kessler, McGonagle, Zhao, et al., "Lifetime and 12 - Month Prevalence of DSM-Ⅲ-R Psychiatric Disorders in the United States". *Arch Gen Psychiatry*, 1994, 51（1）: 8-19.

约 6.5% 的美国高中生在过去的一年里使用过 MDMA。在英国一项针对 3000 余名大二学生的调查表明，[①] 有 13% 的学生使用过该物质。尽管 1985 年美国联邦政府禁止使用 MDMA，但因其可增加精力、促进与别人的亲密感、产生欣快感等作用，因而成为美国、英国等国的一些大学校园、夜总会等场所的年轻人举行"狂欢舞会"时服用的精神活性物质。尤其是年轻人在夜总会跳舞时，服用摇头丸明显延长了跳舞的时间，它成为"俱乐部药物"之一，从而形成了目前美国、英国等国家难以铲除的青少年亚文化"土壤"。

[①] Winstock, "Disorders Relating to the Use of Ecstasy, Other 'Party Drugs', and Khat". *New Oxford Textbook of Psychiatry*. Oxford University Press, 2000, 542.

注 释

注一：蒲柏（Alexander Pope，1688–1744），英国诗人，他对英雄双韵体（一种英国古典诗体）的运用，达到了英国诗歌史上的顶峰。他在论述天才与疯狂时写道：

"大智与疯癫，诚如亲与邻；隔墙如纸薄，莫将畛域分。"（参见叔本华著：《作为意志和表象的世界》，石冲白译，杨一之校，商务印书馆，1982 年，第 267 页。）

注二：罗伯特·舒曼（Robert Schumann，1810–1856），德国作曲家、音乐评论家。他 23 岁首次出现严重的忧郁，后又出现兴奋以及被害妄想等。他因自杀未遂而被送入波恩附近的恩登尼希精神病院疗养直至去世。

约翰·贝里曼（John Berryman，1914–1972），美国诗人。他出版了《对布雷兹里特夫人的敬意》（1956）和《梦歌》（1969）等诗集。1972 年自杀身亡。

安妮·塞科斯顿（Anne Sexton，1928–1974），美国诗人。她是 20 世纪 60 年代"自白派"诗歌的代表人物之一，1967 年获美国普利策诗歌奖。塞科斯顿 26 岁时首次躁狂发作，后长期在精神科接受治疗，1974 年自杀身亡。

西尔维娅·普拉斯（Sylvia Plath，1932–1963），美国诗人。她出版了《巨人》（1960）、《阿丽尔》（1965）诗集，它们主要描写自杀者反常的心理活动，被视为 20 世纪 60 年代"自白派"诗歌的代表作之一。1963 年自杀身亡。

弗吉尼亚·伍尔夫（Virginia Woolf，1882–1941），英国作家。她是"意识流小说"的代表人物之一。其代表作有《达洛卫夫人》（1925）、《到灯塔去》（1927）和《海浪》（1931）等。1941 年溺水自尽。

欧内斯特·海明威（Ernest Hemingway，1899–1961），美国作家。他是"迷惘的一代"的代表人物之一。其代表作有《永别了，武器》（1929）和《老人与海》（1952）等。海明威 1953 年获美国普利策小说奖，1954 年获诺贝尔文学奖。海明威晚年罹患双相障碍、高血压病和糖尿病等多种疾病，1961 年抑郁发作，开枪自尽。

亚历山大大帝（Alexander the Great，公元前 356- 前 323），古马其顿国王，世界历史上著名的军事家和政治家。

奥利弗•克伦威尔（Oliver Cromwell，1599-1658），英国政治家、军事家和宗教领袖。

霍雷肖•纳尔逊（Lord Nelson，1758-1805），英国海军中将，被誉为"英国皇家海军之魂"。

拿破仑•波拿巴（Napoléon Bonaparte，1769-1821），法国著名军事家和政治家，法兰西第一帝国和百日王朝皇帝。

西奥多•罗斯福（Theodore Roosevelt，1858-1919），美国军事家和政治家，1906 年获诺贝尔和平奖，第 26 任（1901-1909）美国总统。

贝尼托•墨索里尼（Benito Mussolini，1883-1945），意大利政治家，法西斯主义的创始人。

温斯顿•丘吉尔（Winston Churchill，1874-1965），英国著名政治家、演说家和作家，1953 年获诺贝尔文学奖，被认为是 20 世纪最重要的政治领袖之一。

注三：垮掉的一代发端于 20 世纪 50 年代，杰克·凯鲁亚克、艾伦·金斯伯格和威廉·伯罗斯等人为其思潮的代言人，并形成了一个文学流派。是一些年轻人对第二次世界大战后的美国社会现实不满，又迫于麦卡锡主义的反动政治高压以及核武器的威胁，便以"脱俗"的方式来表示抗议或释放他们的焦虑。他们奇装异服，蔑视传统观念，厌弃学业和工作，长期浪迹于底层社会，形成了独特的社会圈子和处世哲学。他们的作品往往支离破碎、杂乱无章。嬉皮士发端于 20 世纪 60、70 年代，主要反叛西方国家的主流文化。它是从垮掉的一代分化出来的一些年轻人，但仍追求流浪、吸毒、群居、性解放等放荡不羁的生活方式。他们并没有统一的文化代言人。

第 6 章

文化与心理治疗

一、殖民化和全球化对精神卫生领域的
影响

虽然东方古代的巴比伦、埃及、印度和中国文
明很早都对精神错乱有过描述，但通览世界医学
史，我们清楚地看到，精神医学这门学科诞生于公
元前 5 世纪的古希腊，成长于 18 世纪至 19 世纪的
法国、英国、德国和意大利等欧洲国家，壮大于 20
世纪至今的欧美等国家。记得我的良师益友著名美
籍华人毕新东教授大约 20 年前曾经说过："在精神
医学领域如要学习科学，建议去美国，如要学习体
系，建议去英国，如要学习思想，则最好到法国。"
寥寥数语便大致勾勒出当今世界精神医学的发展轮
廓。的确如此。仅以思想为例，如果说 18 世纪末
法国医师比奈打开了精神病患者身上的枷锁（图
3.1a，3.1b），那么，21 世纪初，我在法国北部城
市鲁贝看到由精神障碍康复者创办的广播电台（图
6.1）则彰显出一种"以患者为中心"的康复理念。
与其说这些学说与做法是科学的进步，不如说是人

类思想的解放。此外，这门学科如同其他医学科学一样，无不受到全球社会文化活动的影响。其中，有两次宏观上对精神卫生带来颇为明显的影响，一次是 19 世纪的西方殖民化，另一次是 20 世纪的西方全球化，现分述如下。

1. 殖民化对精神卫生领域的影响

一方面，自西班牙著名航海家哥伦布于 15 世纪末发现美洲新大陆伊始，西欧各国渐渐拉开了殖民主义侵略与扩张的序幕。如前所述，从 18 世纪中叶开始，随着西方殖民主义的不断扩张，促使欧洲精神医学家、传教士有机会观察到海外殖民地精神病院的情形。这些精神病院也由此成为开展精神病理学比较研究的重要场所。在此期间，由于德国精神医学家克雷丕林在比较精神医学领域的突出贡献，他成为跨文化精神医学之父。不过，克雷丕林是带有"欧洲中心论"和"种族中心论"的观点来看待非西方社会中的精神病及其患者的。

另一方面，由于海上商业贸易的不断扩大，欧洲各国与远离他们本土的殖民地国家加强了联系。于是，在一些非西方国家开始采取西方社会惯用的做法建立精神病院（又称疯人院）[注一]，主要便于集中管理与收治各类精神病患者。例如，在英国殖民统治下的印度曾于 1795 年设立专门机构拘禁受雇于欧洲机构中"发疯的"印度士兵，[1] 同样，在英国殖民统治下的新加坡、斯里兰卡分别于 1841 年和 1847 年建立精神病院。[2] 在荷兰殖民统治下的印度尼西亚于 1882 年建立精神病院，德国的克雷丕林曾访问过坐

---

[1] Fernando, *Mental Health Worldwide : Culture, Globalization and Development*, Palgrave Macmillan, 2014, 66.

[2] Kua, "Psychiatry in Singapore". *Textbook in Psychiatry for Asia*, Peking University Medical Press, 2006, 211.

落于茂物市的这家医院，并开展了比较精神医学的研究。[1] 据记载，不受殖民化影响的日本也于 1879 年设立精神病院。[2] 中国香港于 1875 年设立临时精神病院，当时只允许接收非中国患者，1885 年该精神病院由欧洲精神病院取代。[3] 而 19 世纪沦为半殖民地、半封建的中国大陆于 1898 年在广州由美国传教士嘉·约翰夫妇创建精神病院（图 6.2），[4] 开启了中国大陆精神卫生服务的滥觞。要说明的是，在中国大陆设立精神病院并非是殖民文化的直接产物，而是部分受到基督教文化的影响。例如，苏州广济医院（1923）由美国传教士惠更生等人创办，上海普慈疗养院（1935）由天主教慈善家陆伯鸿发起创办。从某种角度看，欧美国家把对精神病患者管理和照料的一些经验应用到其他国家还是有益的。当然，他们的医疗活动还搭载着其他目的另当别论。这在精神卫生领域亦如此。有学者指出（2004），[5] 精神医学也遭受帝国主义和殖民主义的影响，这种影响不仅压制了当地固有的医疗体系，也将西方那套关于精神障碍的分类与诊断强势影响当地，从而对当地出现的一些应激状态有过度医学化的倾向。法国精神医学专家和作家法农（Frantz Fanon，1925–1961）不仅长期致力于揭露在法国殖民统治下有色人种的心理伤痛，对殖民主义背景下的精神病理学也提出了尖锐的批评，认为这种病理学是白人对黑人的"文化强制"。

---

[1] Wibisono, "Psychiatry in Indonesia". *Textbook in Psychiatry for Asia*, Peking University Medical Press, 2006, 221.

[2] Cohen, Patel and Minas, "A Brief History of Global Mental Health". *Global Mental Health : Principles and Practice*. Oxford University Press, 2014, 7.

[3] Yip, "Hong Kong—Development of Psychiatric Services". *Culture and Mental Health : A Comprehensive Textbook*. Hodder Arnold, 2007, 283.

[4] Li, "The first psychiatric hospital in China". *Br J Psychiatry*, 2010, 197（6）: 440.

[5] Sumathipala, Siribaddana, and Bhugra, "Culture - Bound Syndromes : The Story of Dhat Syndrome". *Br J Psychiatry*, 2004, 184（3）: 200–209.

2. 全球化对精神卫生领域的影响

自 20 世纪 80 年代伊始，随着世界各国商贸、经济、技术、社会文化等领域交流的增多，不同区域经济、社会文化相互整合的过程加快，全球化开始形成^(注二)。例如，美国的"麦当劳"、"肯德基"、"星巴克"等快餐文化充斥着全球多个大中城市，其结果不仅只是获得丰厚的商业利益，在其商业盈利的背后，这些公司皆注重各自商品制作工艺的"标准化"。因此，全球化一词带有"西方化"、"都市化"、"普适化"，甚至多少带有点"美国化"的含义。

与精神卫生领域密切相关的是，一方面有专家指出移民和种族歧视等社会因素能够影响精神健康。例如，带有"种族观点"的精神科医师在其临床实践中有可能为来访者提供不正确的诊断和不恰当的医疗。[1]另一方面，由于通讯、交通等现代化工具的便利，各国之间人员的流动与交往日益增多，移民现象日益突出，在这些现象的背后多少会隐藏着一些与精神卫生有关的问题。例如，如果外来移民、难民涵化能力不足，即难以学习、吸收新异文化，可能会在异国他乡出现文化休克等精神卫生问题。这也是精神卫生工作者当下所要关注的问题之一。

特别是针对目前世界不同地区的暴力冲突以及由此带来的世界移民危机，对特定的流动人群会产生较大的精神健康风险。为此，2015 年 11 月，世界文化精神医学协会理事会率先在墨西哥发布"巴亚尔塔港宣言"，[2]该宣言旨在识别世界移民危机中的普遍性与特异性因素，形成一项具体的呼吁行动，以备不时之需。

---

[1] Kelly and Feeney, "Coping with Stressors : Racism and Migration". *Textbook of Cultural Psychiatry.* Cambridge University Press, 2007, 550–560.

[2] 《巴亚尔塔港宣言》，李娟译，李洁校，《中华精神科杂志》网站：http://www.cjop. org.cn

　　此外，如果说美国内科医师和公共卫生管理者萨切（Satcher，2001）
的一篇名为"全球精神卫生：它的时代已经到来"的文章只是吹响了全球
精神卫生的序曲，① 那么，事隔 6 年，英国知名医学杂志《柳叶刀》则拉
开了全球精神卫生的大幕，因为从那一年（2007）起，它开始刊登系列论
文讨论全球的精神卫生问题，这种讨论不仅涉及高收入国家的精神卫生状
况，也讨论中低收入国家的精神卫生状况，尤其是指出了中低收入国家有
关精神障碍患者的治疗缺口明显大于高收入国家（分别为 76% ~ 85% 与
35% ~ 50%），② 并认为这是今后中低收入国家在精神卫生领域应当努力的
方向之一：减少治疗缺口。然而，随着全球化的加快，各国或各地区的文
化多样性逐渐减少，世界文化的同质性明显增加。例如，互联网文化正在
渗透世界的每个角落，"可口可乐"、"百事可乐"文化亦如此。在精神卫生
领域则可能表现出以西方的生物科学成为霸权，而忽略了当地人的生存意
义、价值取向和自由意志等。③ 并且，采用文化普适性的方法，用"圈外
人"的观点来研究当地人的精神卫生状况存在着一定的挑战。④ 更有学者
尖锐地批评精神医学的普适性存在帝国主义的危险，带有殖民主义的影子。
同时，精神医学的主流研究更青睐于定量方法，缺乏人类学的定性方法。⑤
而以循证为主的精神医学研究则有可能忽略了当地文化上的差异，也未必

---

① Satcher, "Global Mental Health : Its time has come". *JAMA*, 2001, 285
（13）: 1697.

② Prince, Patel, Saxena, et al., "Global Mental Health 1 : No Health without
Mental Health". *Lancet*, 2007, 370（9590）: 859 - 877. Saxena, Thornicroft,
Knapp, et al., "Global Mental Health 2 : Resources for Mental Health :
Scarcity, Inequity, and Inefficiency".*Lancet*, 2007, 370（9590）: 878 - 889.

③ Beveridge, " Time to Abandon the Subjective - Objective Divide?".
Psychiatrist, 2002, 26（2）: 101 - 103.

④ Bhugra, and Mastrogianni, "Globalisation and Mental Disorders". *Br J
Psychiatry*, 2004, 184（1）: 10 - 20.

⑤ Summerfield, "Afterword : Against 'Global Mental Health'". *Transcult
Psychiatry*, 2012, 49（3 - 4）: 519 - 530.

能推广到全球其他地方，① 这使我想起美国哈佛大学医学院儿童与社会精神
医学家艾森伯格（Eisenberg，2000）曾经说过一段非常精辟的话："生物医
学知识对于提供健全的医疗服务是必要的，但不充分。应告知医生与患者
之间的交流要基于心理社会的理解。无心或无脑都是医学所不能容忍的。"②
因此，研究脑离不开文化普适性和"圈外人"的观点，探索心灵则离不开
文化相对主义的方法和"圈内人"的观点。

毋庸置疑，全球化的过程对精神卫生领域产生了一定的影响，面对这
种影响，世界卫生组织以及有关的学术组织开始从宏观层面考虑相应的对
策以减少社会的不均等，同时在具体的临床实践层面也特别强调精神卫生
工作者面对这种全球化应具备一定的文化胜任力。

3. 文化胜任力的问题

文化不仅形成精神障碍患者对病患的体验、判断和症状表现，也让患
者对病患作出反应与适应。也就是说，文化在形成与健康有关的价值、信
念和行为中起到了重要的作用（Betancourt，2004），③ 或者说，文化因素影
响着健康促进行为（Napier，2014）。④ 尤其是在全球化不断加速的当下，
精神卫生工作者（包括精神科医师、心理治疗师、心理咨询师等，以下统
称临床医师）有可能在临床工作中遇到来自不同文化背景下的精神障碍患
者或来访者，这就给多元文化下的诊疗工作带来新的问题。例如，美国少

---

① Kirmayer, Swartz, "Culture and Global Mental Health". *Global Mental Health : Principles and Practice.* Oxford University Press, 2014, 53.

② Eisenberg, "Is Psychiatry more Mindful or Brainier than it was a Decade Age?". *Br J Psychiatry*, 2000, 176（1）: 1 - 5.

③ Betancourt, "Cultural Competence—Marginal or Mainstream Movement?" *N Engl J Med*, 2004, 351（10）: 953 - 955.

④ Napier, Ancarno, Butler, et al. "Culture and Health". *Lancet*, 2014, 384（9954）: 1607 - 1639.

数非洲裔和亚洲裔的患者在接受抗精神病药物或抗抑郁药物治疗时要考虑
到药物的"慢代谢"问题。[1] 因此，在一个充满多元文化特色的大都市中，
提供的精神卫生服务必须面对多元文化的问题，而要面对这些问题，临床
医师则需要具备一定的文化胜任力。

按照曾文星等学者的观点，[2] 文化胜任力是指临床医师应当具备一定的
文化能力，这种能力能够使他们为来自不同文化背景中的来访者或者患者
提供有效的服务。这种能力主要包含以下内容。

（1）文化敏感性：指能够认识到人们在观念、态度和生活方式方面存
在着多样性。因此，临床医师对不同的文化要有所欣赏，而不是带有偏见
和僵化的认识，尤其要了解来自不同文化背景下的人们的生活方式，而不
是依据自己的主观感知来解释别人的行为。

（2）文化知识：指要求临床医师具备一些基本的文化人类学和医学人
类学知识，大体了解不同文化背景下人们的习惯、风俗、信念、价值体系
以及相关的病患行为。

（3）文化同理心：指要求临床医师有能力从情感的层面去领悟患者的
体验，这对心理治疗的质量至关重要。因为设身处地理解患者、为患者着
想，就容易取得患者的信任，从而为建立良好的医患关系打下牢固的基础。

（4）医患关系的文化相关：这涉及临床医师与患者双方的文化背景。
临床医师要有能力觉察、处理明显来自少数民族背景患者的移情与反移情。

（5）文化指导：为了制定更有效的干预方法，使得患者能够处理他们

---

[1] Comas-Díaz, *Multicultural Care : A Clinician's Guide to Cultural Competence*. American Psychological Association, 2012, 153.

[2] Tseng&Streltzer, *Cultural Competence in Clinical Psychiatry*. American Psychiatric Publishing, Inc., 2004, 1 - 20.

自己的问题，临床医师事先要了解与患者问题有关的文化因素。

正如贝坦考特（Betancourt，2004）在《新英格兰杂志》上撰文说："文化胜任力不是万能药，并不能指望它能够独立处理、改善健康结局和消除差异，而是对于希望给所有患者提供优质照管的医生来讲，文化胜任力是一种必备的技能。如果我们接受这个前提，那么，我们将会看到文化胜任力是一场占据主流的而非边缘的运动。"[①]

如果把文化胜任力比作一座桥梁，那么，临床医师通过这座桥梁就能为与患者或来访者之间建立起良好的信任关系奠定基础。在这种"共情"的基础上，患者或来访者容易诉说自己或家人的问题，即"倾听患者或来访者的心声比谈论他们更重要"，从而使临床医师能为精神卫生的消费者提供更有效的服务。

二、与宗教文化、哲学相关的心理治疗

当代美国人类学家汉告诉我们："不同的治疗方法有不同的文化系统，治疗不仅是生理过程，也是社会文化过程。"[②] 而以下源自宗教与哲学中的心理治疗便是一种复杂的社会文化过程。

宗教是一种社会历史现象，是人对超越人类知识的某种力量的一种信仰与崇拜或是人追求与宇宙和谐的一种感情。宗教由信仰体系以及相应的实践活动构成，它对信徒从日常生活到精神生活无不产生深刻的影响。它"填充了人们的许多需要：回答和解释问题；使人们坚强和舒适；加强社会道德法规；起到愿望满足的作用；投射个人或集体的感情；提供保护性的

---

① Betancourt, "Cultural Competence—Marginal or Mainstream Movement?" *N Engl J Med*, 2004, 351（10）：953-955.

② 汉著：《疾病与治疗：人类学怎么看》，禾木译，东方出版社，2010年，第342页。

托词；以及提供一个能使人敬畏的天神。"[1] 西方社会科学家发现，[2] 定期参加基督教活动有助于人们身心健康、避免过早死亡、促进精神生活以及获得社会支持等。肯德勒等（1997）报道，[3] 个人对宗教的虔诚水平与应激性生活事件所致抑郁发作呈现负相关（回归系数 $=-0.04$，$t=2.50$，$p=0.01$）关系，这表明个人对宗教的虔诚可以看作是缓冲应激的良药。还有研究显示，[4] 信仰宗教尤能帮助那些缺乏物质财富与权力的信徒，如信教的老年人、穷人、受教育程度低的人、寡妇与妇女，并能促进他们的精神健康。另有学者（Mohr，2006，2011）发现，[5] 宗教与灵性（注三）成为部分精神分裂症和分裂情感性障碍患者在康复中的有效措施。这些措施有助于改善他们的精神症状，促进其社会功能和生活质量的提高。

同时，精神科医师不仅需要缓解患者或来访者的精神症状或疾苦，也要帮助他们减少孤独感、寻找生活的意义并与生活中的艰难困苦做斗争。这自然会涉及了解来访者或患者的世界观、价值观和人生观。

---

[1] 曾文星著：《社会文化环境和精神卫生》，柳介丘译，张明园校，WHO/ 上海，1983，第 9 页。

[2] McMinn, Campbell, "Integrative Psychotherapy : Toward a Comprehensive Christian Approach". *IVP Academic*, 2007, 67.

[3] Kendler, Gardner, Prescott, "Religion, Psychopathology, and Substance Use and Abuse : A Multimeasure, Genetic - Epidemiologic Study". *Am J Psychiatry*, 1997, 154（3）: 322 - 329.

[4] Favazza, "The Psychiatric Scientist and the Psychoanalyst". *Kaplan&Sadock's Comprehensive Textbook of Psychiatry*. 8th edn. Lippincott Williams&Wilkins, 2005, 598 - 623. Salem and Foskett, "Religion and Religious Experiences". *Spirituality and Psychiatry*, RCPsych Publications, 2009, 236.

[5] Mohr, Brandt, Borras, et al., "Toward an Integration of Spirituality and Religiousness Into the Psychosocial Dimension of Schizophrenia". *Am J Psychiatry*, 2006, 163（11）: 1952 - 1959. Mohr, Perroud, Gillieron, et al., "Spirituality and Religiousness as Predictive Factors of Outcome in Schizophrenia and Schizo - Affective Disorders". *Psychiatry Res*, 2011, 186 （2 - 3）: 177 - 182.

　　哲学是一门探讨智慧、探询事物真相的学科。按照英国哲学家罗素的话来说，哲学"乃是某种介乎神学与科学之间的东西"。[①] 一方面，哲学帮助我们探明事物的真相、认识事物的本质、寻找事物的规律；另一方面，它又帮助我们认识生、了解死、寻找精神家园。

　　一些精神医学家从不同的宗教文化、不同的哲学流派中发现了有益于身心健康的智慧，并将这些智慧融入相应的心理疗法当中，从而帮助来访者或精神障碍患者舒缓心理压力、抚慰心灵创伤、促进精神健康。

1. 与佛教相关的心理治疗

　　佛教发源于印度，在公元 1 世纪的两汉之际传入中国，又在隋唐时期逐渐形成了中国化的佛教。随着中国与邻国的交往，佛教于公元 538 年（一说 552 年）传入日本，[②] 与日本独有的民族文化融合后，形成了独特的日本天台宗等宗派。佛教不仅成为一种宗教，也是一种丰富的文化载体，影响着人们的衣食住行。在此背景下，日本涌现出两种与佛教密切相关的心理治疗，它们是森田疗法和内观疗法。

　　森田疗法　由日本著名的精神医学家森田正马（Shoma Morita，1874–1938）于 1919 年在日本慈惠医科大学创立。当时，在日本，精神科医师还没有接受"神经症"的概念，主要面对的是由比尔德（Beard，1869）提出的神经衰弱。与其他一些学者一样，森田正马并不接受这一病名，为此，他提出了"神经质"病素质，并把神经质分为（1）普遍神经质（神经衰弱）；（2）发作性神经质（焦虑症）；（3）强迫观念（恐惧症）。森田疗法适

---

① 罗素著：《西方哲学史》（上卷），何兆武、李约瑟译，商务印书馆，1988 年，第 11 页。

② 杨曾文著：《日本佛教史》，人民出版社，2008 年，第 16 - 19 页。

用于治疗神经质，尤其对具有疑病倾向的神经质患者疗效更好。①

森田疗法分为四期：

第一期为静卧期，约 4 至 7 天。除了患者吃饭与大小便外，医师命令他们绝对休息、绝对安静。随着静卧时间的延长，患者的烦闷增加，患者的苦恼达到极点时，也是苦恼迅速消退之际。森田正马把这种突然的变化比喻为"就好像剧烈的疼痛突然消退"，②然后使患者体验到接踵而来的寂寞与无聊，再接着才让患者起床。

第二期为轻工作期，约 7 至 14 天。患者仍然保持绝对安静，但白天必须到户外接触阳光和空气，可参加一些打扫院子、拔草和煮饭之类的轻体力劳动，晚饭后要求他们写日记，并接受指导。

第三期为重工作期，约 7 至 14 天。可参加一些拉锯、劈柴、田间劳动和挖坑等重体力劳动。指导患者在不知不觉中，养成对工作的持久忍耐力，使之在获得自信的同时，使之反复体验对工作完成后的欢快感，促使其在重体力劳动中产生"顿悟"。

第四期为复杂、实际的生活实践期，约 7 至 14 天。可以看书，有事情也允许外出。指导患者懂得去体察和发挥"纯真的心地"，为重返社会过正常的生活做准备。

森田在创立这种心理疗法时无不受到佛教的启发。10 岁时，森田在佛堂见过两幅地狱图，触动了他对死亡的恐惧，并刺激了他的神经性薄弱素质，这使他在分析神经质时非常重视素质状况。在森田疗法的第一期，营

---

① 森田正马著：《神经质的实质与治疗》，臧修智译，崔玉华审校，人民卫生出版社，1992 年，第 59 - 60 页，第 74 - 89 页。

② 同上，第 74 - 89 页。

造一种安静的氛围并让患者尽量"内观",这是悉达多 2500 年前的一种修行方式,来源于古印度的禅修,是体察自身、净化身心的一个过程或者说是一种觉悟的过程。在第三期,设法让患者像悉达多一样能够领悟出"诸行无常,生者必灭"的道理。这种领悟既不是来自治疗师的说教,也不是源于自己理性的认识,而是内在体验过后的一种"大悟"。这种悟是一种驱散障眼云雾之后的心境,一种充分的真实觉醒。或者说,这是人的一种灵性觉醒。

同时,在森田看来,神经质患者过分关注和指向他们的不适感,而这种不适感又强化了患者的感觉和注意力。于是,在森田疗法中,"把这种现象称为精神交互作用,由于这种恶性循环,心理上会焦虑不安。"[1] 因此,森田借用佛教的智慧"无所住心",寓意是让患者创立一种没有执意地追求任何事物的心态,一种随缘的心态,从而分散患者的注意力,使其注意力从自身内部转向外界。森田从一位僧人的话语"寒来暑到,如何回避?"[2] 中悟出对于身不由己的事情要"顺从自然",[3] 使者能以泰然状态面对自己的问题(这是开悟后的"真正实现")。[4] 在日本,森田疗法协会目前约有 500 名会员。[5]

自森田疗法 20 世纪 80 年代末代、90 年代初传入中国[注四],不少学者如

---

[1] 长谷川洋三著:《行动转变性格》,李治中、李德森、庞云澍译,崔玉华审校,人民卫生出版社,1992 年,第 32 页。

[2] 森田正马著:《神经质的实质与治疗》,臧修智译,崔玉华审校,人民卫生出版社,1992 年,第 59 - 60 页。

[3] 沈渔邨主编:《精神病学》(第 5 版),人民卫生出版社,2009 年,第 813 - 818 页。

[4] 铃木大拙、弗洛姆著:《禅与心理分析》,孟祥森译,中国民间文艺出版社,1986 年,第 177 页。

[5] Nishizono, "Culture, Psychopathology, and Psychotherapy : Changes Observed in Japan". *Asian Culture and Psychotherapy*. University of Hawaii Press, 2005, 40 - 54.

钟友彬、陈学诗、崔玉华、温泉润等教授致力于将与中国文化相近的森田疗法引入、移植到中国，并设法整合中国的传统文化。崔玉华、王祖承教授荣获日本森田疗法学会第 14 届森田正马奖（2003 年，日本大阪），这是表彰他们对森田疗法的突出贡献。目前，森田疗法在中国颇有燎原之势，在一些综合医院心理科或是精神病专科医院，一些精神科医师或心理治疗师或多或少兼用这种疗法。

内观法　最早的内观法是由 250 多年前日本的禅僧白隐慧鹤（1685–1768）创立的，被现代心理学界译为内省。[①]而现在所普及的内观疗法则是由日本精神医学家吉本伊信（Yoshimoto Ishin，1916–1988）于 1937 年在日本创立的。[②]吉本伊信从小是在充满浓郁佛教氛围的家庭中长大的，他的家族有不少人信仰净土真宗。净土真宗由日本宗教改革家亲鸾创立，净土即为佛国或佛刹[（注五）]之意，净土真宗的含义是"净土教理的精髓"，可以看成是日本净土宗的一个支派。亲鸾强调坚定的信仰，认为恶人也能往生净土成佛，主张僧侣可食肉、娶妻，因此净土真宗具有良好的可接受性，故而有不少信众跟随。

内观即为内省，直面自己的内心深处深刻反省，并洞察到自己的罪孽，以期盼阿弥陀佛的拯救。吉本伊信把源于佛教中的"内观"去掉宗教色彩后移植到日常生活与心理治疗当中。吉本起初在日本的实业界、法务省矫正界以及教育界推行、普及内观法，后在医院引入内观疗法[（注五）]。其主要原理是"回顾和检讨自己历来在人际关系上所作所为中存在的问题而予以彻底反省，以比较自身对他人的冲撞和他人对自己的慈爱这二者之间的差异和原因，并进行自我洞察、自我分析，以纠正自己在人际交往中的

---

① 榛木美惠子著：《共育内观法》，大阪邦文社株式会社，2009 年，第 5 - 8 页。

② 王祖承著："内观疗法"，《国外医学：精神病学分册》，1988 年，15（3）：138 - 141。

不良态度，改善自己的人格特征"。① 内观疗法是在一种安静的环境中并在治疗师的帮助下，让当事人系统性地反省自己、"内观"自己，使其过分自私、易仇恨别人等不良心态发生转变。具体做法是"个人通过对自己人生经历中的基本人际关系的回忆，回答三个具体的提问，从而对自己的历史进行检证，从所得到的结果可以彻底洞察自己的人际关系，改变自我中心意识"。②

这三个具体问题是：

（1）得到：父母（或人家）为我做的；

（2）还给：我为父母（或人家）做的；

（3）添麻烦：我给父母（或人家）添的麻烦。

内观疗法主要分为"集中内观"与"分散内观"两大类。③ 集中内观法连续 7 天。从早上 7 时开始，到晚上 9 时为止，即一天连续 14 个小时进行集中内观治疗。治疗者指导时主要询问被治疗者刚才思考了什么事，有什么主要想法，然后予以适当鼓励，再指导被治疗者应考虑哪些事，使其有一个明确的内观方向。分散内观是使被治疗者回到日常生活中继续进行的治疗方法。每周进行 1–2 次，每次 1–2 小时，以最近发生的事情为主，继续原有的集中内观时的做法。

内观疗法主要适用于轻度心身疾病、人际关系紧张、婚姻危机、青春期适应障碍、酒精中毒、药物依赖、神经症、人格障碍等来访者或患者。其共同的特点是他们"尚有完善的自我机能"。④ 或者说，他们有改变自我

---

① 王祖承著："内观疗法"，《国外医学：精神病学分册》，1988 年，15（3）：138 - 141。

② 榛木美惠子著：《共育内观法》，大阪邦文社株式会社，2009 年，第 5 - 8 页。

③ 王祖承著："内观疗法的方法及原理"，《心理咨询师》，2007 年，5（1）：7 - 9。

④ 巽信夫著："从整体医学与生命发育观来看内观治疗疗效"，《第二回国际内观疗法学会论文汇编》，2005 年，2 - 5。

的愿望与能力。

1978 年日本成立内观学会，1991 年日本开始每 3 年举办一次国际会议，1998 年设立内观医学会。目前在日本，内观疗法协会约有 300 名会员。①

自 20 世纪 80、90 年代后，人们相继在澳大利亚、德国、奥地利、英国、瑞士以及意大利等国开设内观研修所或举办国际内观会议。从 1988 年起，上海市精神卫生中心王祖承教授及其团队逐渐将内观疗法引入中国，试图让人们发现自己 "美丽的心灵"、"纯洁的心灵"、"祥和的心灵" 与 "感激的心灵"，为推动中国的心理治疗与心理咨询事业作出了积极的贡献。目前，在王祖承教授的不懈努力和带领下，上海市精神卫生中心、甘肃省精神卫生中心、山东省淄博市第 5 人民医院、天津医科大学和哈尔滨曲伟杰心理学校等 5 家单位建立了内观疗法的培训基地，② 向国内传播内观疗法，功不可没。

禅与心理治疗：禅，全称 "禅那"，源自古印度的梵文，意为 "静虑"。即静其思虑，静中思虑，也就是 "禅定"（止于心的安静，排除内心与外界的各种干扰与诱惑）或 "禅观"（从佛教的观点观察某一事物），为佛教徒修行的一种基本功。通过 "禅定" 力求达到消除烦恼、弃恶扬善、转痴为智的目的。圣严法师说："禅是修行佛法的许多法门之一。"③ 或者说 "禅的重心在于悟的获得"。④

---

① Nishizono, "Culture, Psychopathology, and Psychotherapy: Changes Observed in Japan". *Asian Culture and Psychotherapy*. University of Hawaii Press, 2005, 40‑54.

② 何蕊芳、李忠义主编：《点亮心灯：内观疗法及案例评析》，兰州大学出版社，2014 年，第 4‑6 页。

③ 严法师著：《禅的智慧》，单德兴译，上海三联出版社，2006 年，第 18 页。

④ 铃木大拙、弗洛姆著：《禅与心理分析》，孟祥森译，中国民间文艺出版社，1986 年，174‑185 页。

佛教自公元 1 世纪传入中国以降，^① 禅学（即研究禅的学问）获得广泛的传播。相传印度禅僧菩提达摩于南北朝（420–589 年）期间创立了禅宗，又称达摩宗、佛心宗，强调不立文字、不依经典，以直传佛之心印为宗旨。可以说，禅宗是中国的艺术精神与大乘佛教的融合。之后禅宗在中国广泛传播，并于唐朝（618–907 年）达到了顶峰。^② 禅宗四祖道信（580–651 年）在弘扬禅宗的过程中承上启下，不仅传授《楞伽经》和《文殊说般若经》，更重要的是培养了五祖弘忍（601–674 年）和六祖慧能（638–713 年），从而使禅宗成为中国佛教中的主流，同时也在中国文化史上书写了绚丽多彩的篇章。

在这里，值得一提的是，五祖弘忍传付衣法的故事。相传弘忍年事已高，急于传付衣法，一天，他召集弟子们作一首偈语，以寻找继承与弘扬佛法的衣钵者。当时，众人都仰望大师兄神秀，他颇受弘忍的器重，常代为讲学，向僧俗之众授课。这次遴选似有众望所归之势。但神秀并不自信，他作偈一首：“身是菩提树，心如明镜台，时时勤拂拭，莫使惹尘埃。”^③ 弘忍看后觉得神秀未见本性，故未传付衣法给神秀。后来，在弘忍身边运水劈柴的慧能得知此事，口诵一偈语：“菩提本无树，明镜亦非台。本来无一物，何处惹尘埃。”这个偈语道出了慧能对事物彻底的空观。弘忍发现慧能见地不凡，便在次日夜晚急唤他进房，为他独授《金刚经》，传付衣法。于是，慧能继承了祖位，即为禅宗六祖（图 6.3）。之后，在中国禅宗史上便有“南能北秀”之分。北秀即为神秀，他继承了道信、弘忍以心为宗的传统，认为“一切佛法，自心本有”，反对“将心外求”，主张“拂尘看净，方便通经”，即逐渐领会、逐渐贯通的方法，为渐悟。南能即为慧能，强调精神上的领悟，而不提倡“身不动”的坐禅，主张直指人心，见性成佛，

① 方立天著：《中国佛教与传统文化》，上海人民出版社，1988 年，第 46 页。
② 印顺著：《中国禅宗史》，上海书店，1992 年，第 39 页，第 187 - 210 页。
③ 同上。

为顿悟。这种即刻大彻大悟的精神境界是对以往禅学思想的重大变革。后来，禅师们更是将禅法融入了日常生活与心理治疗中。禅师或学禅的人通过顿悟、渐修等方式，"超越现实的矛盾、生命的痛苦，追求思想的解放、心灵的自由"，[①] 从而减轻了人们在日常生活中的烦恼，化解心灵深处的痛苦。有位禅师告诉我们："在我开悟之前见山是山，见水是水。当我被教导着开始开悟时，见山不是山，见水不是水。现在，我已开悟，水又是水，山又是山。"[②] 参禅的人觉醒了，看到了事物的本质。在一个"空灵"的世界、一个斗转星移的世界，还有什么放不下？还有什么难解脱？这或许有些高深。我自己多年的体悟是，当人们在十分沮丧之际，禅学确实能帮助人们多一分淡定。不是么？记得唐代僧人德诚写道："千尺丝纶直下垂，一波才动万波随，夜静水寒鱼不食，满船空载月明归。"这首偈语不仅以情韵见长，也以智慧著称。从功利主义的角度讲，渔夫钓到鱼儿便是成功，但从另一个角度看，渔夫虽未钓到鱼，却有难得的明月相伴，难道不也是一种收获吗？当我们在失败之中能认清一件事、看清一个人，不也是一种收获吗？

2. 与道家文化相关的心理治疗

道家是中国古代哲学的主要流派之一。该流派主张"道"为世界的本源，其创始人老子说："道生一，一生二，二生三，三生万物。"[③] 他认为宇宙万物都来自道，最后又回到道。因此，"道"是一种永恒的存在或者说是一种超越时空的、形而上的存在，是道家哲学中最重要的思想。如果说，孔子奠定了中国古代伦理思想的基础，那么，老子则"开创了中国古代本体

---

① 徐光兴著：《心理禅：东方人的心理疗法》，文汇出版社，2007 年，第 170 页。

② 铃木大拙、弗洛姆著：《禅与心理分析》，孟祥森译，中国民间文艺出版社，1986 年，174 - 185 页。

③ 许啸天编著：《老子》，成都古籍书店，1988 年，第 148 - 149 页。

论学说"。① 老子主张做人、做事要顺其自然、清静无为、功遂身退、少私寡欲、大巧若拙等的独特见地，无论是针对古代封建集权社会，还是面对物欲横流、心浮气躁的当今社会，皆提供了一种"道"，这种"道"试图将人们引入陶渊明的世界（亦为道家所追求的最高的精神境界）：②

> 结庐在人境，而无车马喧。
>
> 问君何能尔？心远地自偏。
>
> 采菊东篱下，悠然见南山。
>
> 山气日夕佳，飞鸟相与还。
>
> 此中有真意，欲辩已忘言。

庄子是道家哲学、美学的集大成者，他的境界超越时间和空间、利与义、生与死。③ 庄子倡导人们通过摈除情欲、保持虚静的精神状态（"心斋"）以及彻底忘怀一切的忘我、忘形和忘知（"坐忘"）与"道"合一，达到"物我两忘"的境地，或者追求"乘天地之正，而御六气之辩，以游无穷者"④ 的境界。

20 世纪 90 年代，中南大学杨德森教授及其弟子从老子的《道德经》中引出道家处事养生的八项原则："利而不害，为而不争，少私寡欲，知足知止，知和处下，以柔胜刚，返璞归真，顺其自然。"⑤ 并初步形成了道家的认知疗法，他们逐渐将道家疗法运用临床工作当中，主要是帮助中老年人

---

① 张岱年著：《文化与哲学》，教育科学出版社，1988 年，第 283 页。

② 冯友兰著：《中国哲学简史》，赵复三译，新世界出版社，2004 年，第 20 页。

③ 傅佩荣著：《哲学与人生》，东方出版社，2005 年，第 242 - 247 页。

④ 《白话译解庄子》，叶玉麟译，天津市古籍书店，1987 年，第 4 页。

⑤ 朱金富著：《传统思想与心理治疗：临床上的应用》，北京大学医学出版社，2009 年，第 45 - 51 页。Young, Tseng, and Zhou, "Daoist Philosophy：Application in Psychotherapy". *Asian Culture and Psychotherapy.* University of Hawaii Press, 2005, 142 - 155.

从道家哲学中汲取有益的观念、树立健康的价值观，或是当人们遭遇挫折与失败时调整自我的心态，以获得精神上的"超脱"。然而，这种心理治疗在中国还有长路要走，可谓"路漫漫其修远兮"。

傅佩荣先生认为，不分老少，每一个人都可以学习儒家思想，而道家则对人有一个限制，那就是"它只适合成熟的心灵，并且需要自己亲身去体会，无法只靠别人的教导来觉悟"[①]。这种道家观点显然与"人皆可以为尧舜"（孟子）的儒家思想有所不同。的确如此，在我们的实际工作与生活中，有不少人不知"功成身退"，有不少人"成也萧何败也萧何"，有不少人"巧取豪夺"、"贪念功名利禄"，这种人尽管可以活到耄耋之年，但其心灵不成熟、思想不开悟，很难接受道家的心理治疗，因为他们不容易"把一些事看得开、看得透、解得开"，[②]他们缺乏看透的智慧、舍得的勇气和放下的力量。

3. 与基督教相关的心理治疗

基督教起源于公元一世纪罗马帝国统治下的巴勒斯坦和小亚细亚（即今土耳其的亚洲部分）一带，是一个相信耶稣基督为救世主的一神论宗教，包括天主教（以罗马为中心，又译为公教、罗马公教。除了崇拜上帝或天主和耶稣基督外，还信奉圣母玛利亚）、东正教（以君士坦丁堡为中心，又译为正教）、新教（中文又常称为基督教或耶稣教，反对尊奉玛利亚为圣母、反对教皇权力等，主张教会制度的多样化）及各种较小的派别。

基督教的经典为《圣经》，包括《旧约全书》和《新约全书》。《旧约全书》原来是犹太教的经典，共 39 卷，分为古经、历史、文苑和先知四大类，后被基督教全部接受，并根据基督教的观点进行阐述。《新约全书》意

---

① 傅佩荣著：《哲学与人生》，东方出版社，2005 年，第 228 页。
② 王蒙著：《老子十八讲》，生活·读书·新知三联书店，2009 年，第 9 页。

指基督降世后与人重立的"约定"，为基督教特有的圣经，共27卷，分为福音书（基督传）、使徒行传、书信集和启示录四大类，为基督教各派所共同接受。

基督教的主要教义包括：①

（1）三位一体论：认为上帝只有一个，但包含三种位格：圣父、圣子和圣灵（即三位一体）。圣父是人格化的神，天主教译为"天主"，新教译为"上帝"。圣子是耶稣基督，即为上帝之子。圣灵是受圣父和圣子的派遣，进入人的心灵。三位一体体现出上帝的智慧、上帝的话和上帝的灵。

（2）上帝创造论：宇宙万物皆由上帝所创造。上帝用6天创造了天地万物，到了第7天便安息了，是为圣日。这意味着人类是创造物，而上帝则是造物主，它对世界拥有主权和所有权。上帝作为一种精神的存在，其所造之物被认为皆为美好的东西。

（3）原罪论：人类始祖亚当和夏娃住在伊甸园中，他们因受到蛇的引诱而违背了上帝的旨意，偷吃禁果（智慧果）犯下大罪，结果被上帝逐出伊甸园。这种罪从此传递给了人类的子孙后代，延绵不绝，称为"原罪"。

（4）救赎论：认为人与生俱来的罪恶是自己所不能解脱的，无法自救，只有依靠"爱人类"的上帝。因此，唯有信仰耶稣基督才能赦免罪恶，得到死后的永生。

（5）天堂地狱论：认为现实世界是罪恶的深渊，人在这个世界上的苦难无法摆脱。唯有相信上帝及其派来的救世主耶稣才能使人死后灵魂免下

---

① 中国社会科学院世界宗教研究所基督教研究室著：《基督教文化面面观》，齐鲁书社，1991年，第33－35页。麦格拉思著：《基督教概论》，马树林、孙毅译，北京大学出版社，2003年，第199－245页。

地狱，而升入天堂。

随着人类社会的进步，不同学科之间相互借鉴、相互融合日益增强，临床实践与宗教活动之间的关系亦如此。例如，在美国心理学学会下设宗教心理学学会。该学会旨在促进心理学研究方法的应用以及为宗教和灵性的不同形式提供解释性的框架；鼓励心理学和宗教研究结果的整合并融入临床服务和其他应用机构；促进在心理学研究与实践之间、在宗教观点与学术机构之间的建设性对话和交换意见。与此同时，许多教堂也设有心理咨询中心或与社区中的精神卫生工作者有着广泛的联系。

美国乔治福克斯大学两位心理学教授马克明恩和坎贝尔（2007）创立了一种"整合心理治疗"，主要是整合基督教的信仰与心理学的治疗方法，通过整合，促使医师更深刻地理解人性，为来访者提供更具智慧的咨询。[1]

（1）来自基督教的理论与相应的治疗策略

①《旧约全书》说："神就照着自己的形象造人。"这意味着人也反映了上帝的某些品质，或者说，我们本身代表着上帝的旨意，是上帝关注人间的使者。这对心理治疗极有帮助，因为所有合格的治疗师倾向于将来访者视为有尊严的人。治疗师会认真倾听来访者的诉说，关心他或她的痛苦。因为每一个人都是上帝的子民，有固有的尊严，值得尊重与照管。

②上帝的形象分为三种。

ⅰ. 功能性：人类具有管理创造物的功能。在心理治疗中，治疗师通常先与来访者建立良好的关系，缓解其目前所面临的心理危机，给予来访者求治的信心。功能性整合心理治疗的目标是让来访者建立起适应性行为。

---

[1] McMinn, Campbell, "Integrative Psychotherapy : Toward a Comprehensive Christian Approach". *IVP Academic*, 2007, 21 - 393.

ⅱ．结构性：人类具有道德或理性的能力。在心理治疗中，治疗师帮助来访者更理性地思考，避免走极端是非常重要的。结构性整合心理治疗的目标是让来访者建立起认知性行为。

ⅲ．关系性：人类具有尊贵的形象并不是指单个的人，而是建立在上帝与人类彼此互爱的关系。在心理治疗中，建立良好的"医患关系"尤为重要，有时这种关系本身就具有治疗作用。关系性整合心理治疗的目标是让来访者与他人建立起有效的关系。

（2）来自心理治疗的理论与实践

①临床医师和研究者们尤为感兴趣的是，在心理治疗中哪些因素更为有效。兰博（Lambert，1992）为我们总结出心理治疗的四大影响因素。[①]

来访者／外部因素：包括内在因素和外在因素。前者主要是指来访者的智力、动机、持久性、信仰和情商等；后者是指来访者能够获得的社会、经济和社区支持。因此，来访者若能够得到来自宗教社区的支持，便有可能对其情感、灵性等精神方面有所帮助。兰博（1992）估计这些因素在心理治疗中占 40% 的作用。

关系因素：包括治疗师对来访者的照管、同理心和情感支持。治疗师的这些品质对心理治疗成功与否至关重要，一个合格的治疗师会让来访者体会到被接纳、被理解，并有一种安全感。这些因素在心理治疗中占 30% 的作用。

期待因素：又称"安慰剂效应"。包括来访者相信治疗师有更好的医术帮助自己，对自己的未来（尤指健康）充满希望。在不同的文化背景中，

---

① Dein, Cook, Koenig, "Religion, Spirituality, and Mental Health : Current, Controversies, and Future Directions". *J Nerv Ment Dis*, 2012, 200（10）: 852 - 855.

宗教实践、信仰治疗以及萨满仪式都会产生一定的期待效应。这些因素在心理治疗中占 15% 的作用。

技术因素：包括渐进的放松、催眠、生物反馈、移情分析、梦的解析、行为应变安排、自信训练等技术。在基督教活动中的祈祷、忏悔、沉思也有助于来访者的成长，并帮助来访者抵挡负性事件所带来的不利影响。这些因素在心理治疗中占 15% 的作用。

②整合心理治疗的主要特点是整合基督教信仰与认知行为疗法，当然，亦兼顾其他的心理治疗流派。相对而言，它是以下三种侧重点不同的治疗。

以症状为焦点的干预：包括认知行为疗法中的行为改变和认知重构技术。从基督教来看，帮助来访者更为理性地看待上帝是如何在一个破碎的世界上进行救赎的，帮助来访者更透彻地自我了解、增进对别人的了解、在上帝面前觉察自己的需求。适用于治疗惊恐发作、广泛性焦虑障碍、恐惧症、强迫症、创伤后应激障碍等。

以图式为焦点的干预：图式如同认知地图帮助我们解释世界，不过，这幅地图是一个动态的图式，它依据我们在生活中的相互性而不断调整。图式干预包括来访者在治疗室接受深思熟虑的图式活动和去除适应不良的图式活动（去图式活动）。主要帮助来访者在过去与现在、情感与认知、意识与无意识、事件与解释以及图式活动和去图式活动之间建立起联系。适用于治疗抑郁症。

以关系为焦点的干预：与前两种干预相比，关系干预主要关注对来访者灵魂的关照而不是症状控制。灵魂的关照是对来访者作为一个整体的人的关照，包括各种有益的活动。其治疗包含基督教信念（恩典和真理）、心理治疗技术（建立治疗联盟、治疗性框架和解释性的动力学）和方法（同理心、冲突、解释和行为角色的改变）。关系干预属于长程治疗，一般为

223

1～3 年或更长。适用于治疗人格障碍。

一般来说，功能性干预属于治疗的初期，然后是结构性干预，最后为长程的关系性干预。当然，在马克明恩和坎贝尔看来，一位富有经验的治疗师会因时、因地、因人贯穿不同式样的干预。此外，有关基督教的整合心理治疗显然适用于信仰基督教的来访者。当然，对那些愿意接受这种疗法的非基督徒也是合适的，不过这是建立在来访者的知情同意以及尊重他们的自由选择之上的。

虽然在某种程度上讲，宗教、灵性与精神卫生有一定的联系，甚至一些精神科专家也鼓励部分精神障碍患者借助于宗教的力量以促进其康复，但是，从总体上讲，英国伦敦大学学院德恩博士（Dein，2012）认为，① 由于目前尚缺乏有效的评估工具以及相应的研究经费资助，"宗教、灵性与精神卫生"的研究工作举步维艰。但不管怎样，在临床工作中，精神科医师如果能为部分来访者、精神障碍患者提供一些灵性上的帮助，还是值得欣慰的。

4. 与存在主义相关的心理治疗

存在主义是 20 世纪初在德国形成的哲学流派，其主要的先驱人物有克尔凯郭尔^(注七)、陀思妥耶夫斯基以及尼采等学者，创始人为德国哲学家海德格尔（Martin Heidegger，1889–1976）和雅斯贝尔斯（Karl Jaspers，1883–1969）。第二次世界大战期间，存在主义传入法国，代表人物有萨特（Jeal–Paul Sartre，1905–1980）、波伏瓦（Simone de Beauvoir，1908–1986）。在此要说明的是，存在主义并不是一个统一的哲学流派，不同代表者的哲

---

① Dein, Cook, Koenig, "Religion, Spirituality, and Mental Health : Current, Controversies, and Future Directions". *J Nerv Ment Dis*, 2012, 200（10）: 852 - 855.

学观点存在差异或分歧。雅斯贝尔斯把自己的理论与宗教神学融合起来，成为有神论的存在主义者。海德格尔、萨特则被认为是无神论存在主义的代表。

海德格尔提出了"此在"的概念，意为"在那里"（being there），用来特指"存在着的人"。按照海德格尔的说法，"存在的东西叫做人。"① 换句话说，"只有人才存在"，② 而其他他动植物乃至上帝皆是"有"，并非存在。那么，此在之存在的本质是什么呢？或者说，人存在于世界的本质是什么？在海德格尔看来即是烦。这种烦"指的是一种生存论存在论的基本现象"，③ 或者说："深沉的烦恼像寂静的雾，遍布于生存的深渊里，把外在事物、他人和我们自己莫名其妙地搅在一种普遍的冷漠之中。这种烦恼显示出生存的全貌。"④ 这首先不是心理学意义上的"烦恼"，而是人存在中的"烦"。海德格尔认为，人存在于世界上的心理感受"是一种孤寂而焦虑的状态，他唯一可靠的知识只不过是意识到自己在逐步走向死亡而已。"⑤ 而萨特则提出了"存在先于本质"的哲学观点，意思是说，人先存在着，然后才有自己的本质，并把人的存在描述为一种"虚无状态"、"孤立状态"。正如他在其得意之作《恶心》中描述的，主人公洛根丁内心的感受是："我孤零零地活着，完全孤零零一个人……除了一点空洞的纯洁以外，我再也不能从

① 考夫曼编著：《存在主义》，陈鼓应、孟祥森、刘崎译，商务印书馆，1987 年，第 223 页。
② 同上。
③ 海德格尔著：《存在与时间》，陈嘉映、王庆节合译，熊伟校，生活·读书·新知三联书店，1987 年，第 237 页。
④ 加洛蒂著："萨特的戏剧与小说是我们时代的见证"，徐家顺译，见《萨特研究》，中国社会科学出版社，1981 年，第 331 页。
⑤ 梅佑－格罗斯、斯莱脱、路茨著：《临床精神病学》，纪明、徐韬园、史鸿章等译，夏镇夷审校，上海科学技术出版社，1963 年，第 32 页。

这个悲惨的孤寂里得到些什么。"① 小说《恶心》不仅描写了洛根丁的孤独感与疏远感，同时也道出他对生活感到"恶心"，显然，这种恶心并不是生理或心理上的反应，而是对自己的存在的厌恶感。接着，萨特在他的哲学著作《存在与虚无》中写道："对人的实在来说，存在就是自我选择：他所能容纳和接受的任何东西都不是从外部，也不是从内部而来的，人的实在完全孤立无援，他被完全地抛置于连最小的细节都变成存在这难以忍受的必然性中。于是，自由不是一个存在：它是人的存在，也就是说人的存在的虚无。"② 在萨特看来，人生是荒诞的，现实是恶心的。人是自由的，可以进行自由选择，"一个人自己愿意做什么人，就是什么人"③。可以自由选择成为懦夫，也可以选择成为英雄，全凭自己，但要为这样的选择承担责任。

可以看出，存在主义者更多的是关注人类体验到的焦虑、孤独、绝望等负性心理体验，充满悲观主义情绪。此外，在尼采看来，这些体验与其说是指人的心理状态，不如说是反映出人的存在状态。

在存在主义哲学以及现象学的影响下，涌现出不少的存在心理治疗家，例如鲍斯、宾斯旺格、弗兰克、梅和亚隆等。与存在主义哲学相似，存在心理治疗流派并不统一，但治疗师们主要是超越生活的表层问题来协助来访者面对他们生存的基本问题：焦虑、绝望、死亡、孤独、疏离和无意义。科恩（Cohn，1994）总结了存在治疗师的一些共同特征。④

---

① 萨特著："恶心"，郑永慧译，见《萨特研究》，中国社会科学出版社，1981年，第134-165页。
② 萨特著：《存在与虚无》，陈宣良等译，杜小真校，生活·读书·新知三联书店，1987年，第566页。
③ 萨特著："间隔"，李恒基译，见《萨特研究》，中国社会科学出版社，1981年，第301页。
④ Cohn, "What is Existential Psychotherapy?" *Br J Psychiatry*, 1994, 165（5）：699-701.

①人们发现，自己在世界上并不能控制自己，一些"给予"人们的东西却让人无法选择，例如，人的遗传素质、家庭等。然而，人们却能对这些"给予"选择自己的反应，于是，人便有了自由和责任。

②人们是世界的一部分，人们之间相互依存，治疗师面对的不仅是单个的患者，也要面对与他或她有关联的人物，例如，他或她的家庭、同事和社会关系等。因此，可以说存在治疗师面对的不是"个体"治疗。

③治疗师成为与患者相关联的一部分，而患者也成为与治疗师相关联的一部分，治疗师并不能孤立地看待患者，患者与治疗师相互影响。

④治疗师更关注患者的即刻体验与"出现"什么样的现象，包括文字的和非文字的。

⑤存在主义强调的时间观并不是依照时间顺序把过去、现在和将来贯穿在一起的，它着眼"当下"，包含过去和将来。治疗师并不关注过去产生的使患者现在苦恼的"原因"，而是关注眼前。

⑥在人的生命中对死亡的害怕和否认是必然的事情，但这恰恰是存在治疗的非常重要的部分。

⑦在存在主义看来，人的所有体验既是躯体的，又是精神的。这种身心相互论使得治疗师能更好地理解"身心"症状。

⑧如果人们接受了"给予"自己的东西，并有能力选择对"给予"作出反应，那么，存在治疗师在治疗过程中便引入另外一种焦虑和罪恶体验，即"生存性"焦虑和罪恶。这种焦虑和罪恶源自本体，它们不可能被消除，存在治疗师必须帮助来访者获得存在的勇气。

鲍斯首次将"此在分析"作为一种治疗方法运用于实践中，并更多地使用存在性的术语重新修正精神分析的理论。宾斯旺格既受到现象学创始人胡塞尔的影响，又受到存在主义哲学家海德格尔的启发，他更多的是关注精神障碍的现象学问题，而很少谈及治疗。因此，我们下面主要分述其他三位治疗家的思想与方法。

（1）弗兰克的意义治疗

弗兰克（Viktor Frankl，1905–1997）1905 年生于奥地利首都维也纳一个信奉犹太教的家庭。弗兰克上中学时便对弗洛伊德和阿德勒等精神分析学家的理论产生了浓厚兴趣，并开始思考人生观的问题。1930 年，他获得医学博士学位并晋升为维也纳大学医学院助教，从事神经病学与精神医学临床工作。1942 年至 1945 年，弗兰克被纳粹关进集中营，后被美国陆军解救。战争结束后，他回到维也纳才发现，除了妹妹之外，他的家人都惨死于纳粹集中营，他的幸存与他的医生身份（被认为有用）有关。1947 年，弗兰克与他的助手施温德结婚。1948 年，他获得哲学博士学位，同年任维也纳大学神经病学与精神医学副教授，1950 年创办奥地利心理治疗协会并任主席，1955 年升任维也纳大学医学院教授直到 1990 年。

逻各斯来自希腊语 Logos，具有理性、法则、语言、意义、灵性等多重含义。显然，弗兰克着重取其"意义"和"灵性"的含义，前者强调要在痛苦的人生中发现生活的意义，后者是指人类生命中的特殊层次——赖以存在的心灵（noological/spiritual）层面[注八]。意义治疗由弗兰克在 20 世纪 20 年代创立，是存在分析的一种形式，又称维也纳第三心理治疗学派，其他两派分别为弗洛伊德的精神分析学派和阿德勒的个体心理学派。弗兰克与他们不同的是，弗洛伊德强调"求愉快的意志"，阿德勒强调"求权力的意志"，弗兰克则主张"求意义的意志"。他认为，现代心理学主要关注的不应是自我实现和自我表现，而是自我超越。人们越是追求快乐，快乐就越是远离人们。最为典型的例子是，吸食毒品的人往往开始追求的是心满意足，后来却让他们掉进了痛苦的万丈深渊。追求权力也是这样。因此，人生的快乐、权力和自我实现都是自我超越的副产品。只有当人们实现了自我超越时，快乐、权力等之类的东西才会伴随而来。

弗兰克被关押在纳粹集中营的遭遇使他的一些基本思想得到了深刻的检验，并让他感受到生命意义的强大。在生存环境极其恶劣、随时都会面临死亡的时刻，弗兰克不仅没有精神崩溃，反而在极度痛苦、濒临死亡中寻找活的意义。给他生存坚定信念的是尼采的名言："懂得为何而活的人，几乎'任何'痛苦都可以忍受。"[①] 因为存在主义认为，人活着便是受苦，而要活着，就是要在痛苦中寻找人生的意义。弗兰克在牢狱中感悟到："我们真正需要的是从根本上改革我们对人生的态度。我们应自行学习，并且要教导濒于绝望的人认清一个事实：真正重要的不是我们对人生有何指望，而是人生对我们有何指望。我们不该继续追问生命有何意义，而该认清自己无时无刻不在接受生命的追问。面对这个追问，我们不能以说话和沉思来答复，而该以正确的行动和作为来答复。到头来，我们终将发现，生命的终级意义就在于探索人生问题的正确答案，完成生命不断安排给每个人的使命。"[②] 在弗兰克看来，一个人的生活无论多么艰难困苦，都有存在的意义，这种意义已超越痛苦和死亡，为此我们要努力寻找它，为了它，我们要忍辱负重、承担责任。尽管弗兰克的父母亲、哥哥和妻子不是死在纳粹牢房里就是被送入煤气室被毒死，一家人仅剩下他和妹妹，但弗兰克出狱后身体力行，仍不断地寻找生活的意义，他不仅担任奥地利心理治疗协会主席以及维也纳大学神经病学与精神医学教授等职，也还是一位多产作家，一生共出版 30 余部著作，67 岁时他获得了飞行员驾驶执照，直到 80

---

① 弗兰克著：《活出意义来》，赵可式、沈锦惠译，生活·读书·新知三联书店，1991年，第 65 - 66 页。

② 同上。

岁，他还能攀上阿尔卑斯山，登高望远。

意义治疗的焦点是放在患者将来要完成的工作与意义上，而不是让患者内省自己的过去。意义治疗的任务在于帮助患者找出自己生命中的意义，在治疗过程中让患者领会到其内心深处渴望的到底是什么，即让患者从心灵层面意识到存在的意义及其价值。

意义治疗汲取了存在主义的主要思想，同时超越了存在主义思想中的悲观主义情绪。弗兰克认为，尽管生命非常短暂，但并非毫无意义，生命是具有潜力的。因此，他告诉人们："不仅不悲观，反而非常积极。"[①] 为此，弗兰克发明了一种称为"矛盾意向"的治疗技术，这种技术让恐怖症的患者故意去接触他或她害怕的事物，哪怕只有片刻时间的接触。现举一例。

一位年轻的医生因患有严重的恐水症来到我们的诊所。他的植物神经功能紊乱有些时间了。一天，他在街上碰见了上司，他伸出手去跟上司打招呼，他注意到他的出汗比平时增多。在下一次当他遇到类似的情况时，他再一次预料会出汗，结果这种期待性焦虑加速了过分出汗。这是一种恶性循环，多汗症唤起了出汗恐惧症和恐水症，反过来，又加重了多汗症。我们告诉患者，他的期待性焦虑应该再次发生，让他故意显示给人们看，他到底能够出多少汗。一周之后，他返回诊所告诉医生说，无论什么时候，当他遇到能让他加速出现期待性焦虑的任何人时，他便会对自己说："我以前仅出一公升的汗，现在我至少要出十公升的汗。"这种矛盾意向治疗的结果是什么呢？在他遭受了 4 年之久的恐惧症后，仅在一次治疗之后，这种新的治疗方法就让他从恐惧症中摆脱了出来。[②]

① 弗兰克著：《活出意义来》，赵可式、沈锦惠译，生活·读书·新知三联书店，1991年，第 103 页。

② Frankl, "Paradoxical Intention : A Logotherapeutic Technique". *Am J Psychother*, 1960, 14（3）：520 - 535.

当然，为了更好地使用这种方法，弗兰克让患者发展出一种自我超越神经症的能力，即人类独有的幽默。他援引美国心理学家奥尔波特的话说，神经症患者如果学会了嘲笑他自己，他的病情也许就治愈了。

除了"矛盾意向"技术以外，还有一种名叫"非反思"技术，它主要是帮助患者忽略他们的症状。现举一例。

一位少妇主诉性冷淡，她在儿童期曾遭受过父亲的性虐待。然而，这个事件本身并没有引起她的性冷淡。因为她读过通俗的精神分析文献，她始终担心她的创伤性性虐待经历将会产生性的困难。结果，过分的意向限制了她的女人味以及过分地注意她自己，不能有性高潮给予她爱人。当她自己使用了"非反思"技术后，她重新把"性"趣放到她爱人身上，结果她体验到自发的性高潮。①

意义治疗不是向来访者或患者进行教导、讲道或做道德告诫。为此，弗兰克做了一个比喻，眼科医师是让人们看清楚世界，而意义治疗师的作用是拓宽来访者的视野以便使他们看到存在的意义和价值。对于具有存在真空的来访者，弗兰克从工作、爱、受苦、过去的体验以及对信念的领悟等方面帮助他们发现生活的意义。对于具有过度意向的患者，弗兰克使用"矛盾意向"技术，主要帮助患者嘲笑他们的症状。对于过度反思或过度注意的患者，弗兰克则使用"非反思"技术，主要抵抗患者的过度反思或过度注意。

（2）梅的心理疗法

梅（Rollo May，1909–1994）1909 年生于美国俄亥俄州，从小生长在父母不和谐、家庭不幸福的环境中，姐姐患有精神障碍。唯一能使梅宽慰的

---

① Nelson‐Jones, *Theory and Practice of Counselling&Therapy*. 3rd edn. Sage Publications, Inc., 2001, 220‐241.

是，离家不远的圣克莱尔河是他玩耍、沉思的好去处。早年的不幸激发了他日后对心理学、心理治疗的浓厚兴趣。在 20 世纪 30 年代中期，梅进入纽约联合神学院学习神学，结识了被他称为"朋友、导师、精神之父和老师"的美国德裔存在主义哲学家蒂利希^{（注九）}。在蒂利希那里，梅了解到了存在主义的重要先驱人物克尔凯郭尔和存在主义大师海德格尔的思想。

1949 年，梅获得临床心理学博士学位。他曾先后执教于哈佛、普林斯顿、耶鲁、布鲁克林等大学，担任过纽约心理学学会和美国精神分析学协会主席等学术职务。1958 年，他与安吉尔、艾伦伯格共同主编《存在：精神医学和心理学的新方向》一书，向美国介绍欧洲的存在心理学和存在心理治疗思想，促使美国存在心理学本土化。1969 年出版他的代表作《爱与意志》，该书广泛、深入地探讨了爱、原始生命力、愿望与意志、意向性等诸多问题。梅在书中尖锐地指出，20 世纪的人的主要价值危机在于人类爱的异化和意志的普遍沦丧，人类性放纵的主要目的在于战胜自己的孤独感，企图逃避空虚和冷漠的威胁。"床上的英雄们之所以气喘如牛，颤动不已，乃是希望从别人身上得到同样的回应，从而证明自己并没有死去；他们企图从别人身上得到一种响应、一种渴望，以此来证明自己的感觉还活着"。①这部作品成为颇有学术影响力并深受读者喜爱的畅销书。

梅晚年在美丽的旧金山海湾度过，享年 84 岁。他一生共出版 20 余部著作，并获得不少奖励。在他死后 2 年，美国心理学学会人本主义心理学分会特别设立了梅奖，以纪念他在心理学界的突出贡献。

梅从存在主义本体论的视角与自己的临床经验出发，认为人是存在着的或是此在着的人，并指出存在着的人的六大本质特征：②

---

① 梅著：《爱与意志》，冯川译，国际文化出版公司，1987 年，第 49 页。

② 梅著：《存在之发现》，方红、郭本禹译，中国人民大学出版社，2008 年，第 14 - 25 页，第 135 - 142 页。

①人的存在是以自我为中心的；

②人的存在具有自我肯定的特性；

③走出自己的中心参与到其他存在之中的需要和可能性；

④人的觉察性，即对外界的直接感受；

⑤自我意识的能力，指人的一种内在的洞察力；

⑥与生俱来的焦虑，指人与那些将要毁灭他的存在的东西作斗争时的存在状态。

前四条不仅适合人类，也适用于其他生物，或者说是显示了人的存在的生物学水平；后两条则揭示了人类的心理属性。作为存在着的人，这六条缺一不可。梅认为，神经症患者之所以出现症状，是他或她自己为保护各自存在的中心不受威胁的一种方式。这种方式仅仅是神经症患者适应社会的困难而非完全的失败。治疗师的任务不仅是帮助神经症患者学会觉察，更要帮助他"向内看"，将觉察上升为意识，即意识到自己的存在（即一种与其他生物有别的存在感），并要为存在鼓起勇气——因为"他们失去了完满的自我肯定所具有的力量，失去了存在的勇气"[①]——以及要为此付出的代价和作出的决定承担责任。

接下来，梅给我们列举了人存在于世的三种存在方式：

①周围世界：指生物的世界，即所有生物生存的环境；

②人际世界：指人与人之间相互影响、相互关联的世界；

③自我世界：指个人与自己的关系的世界。

---

① 蒂利希著：《存在的勇气》，成显聪、王作虹译，陈维正校，贵州人民出版社，1988
年，第 14 - 25 页，第 135 - 142 页。

这三种存在方式相互关联、互为依存。例如，当小刘在星巴克咖啡馆坐等朋友时（周围世界），当他朋友在一起边饮咖啡边聊天时（人际世界），小刘会感到身心愉悦（自我世界）。为此，梅批评了经典的精神分析学派创始人弗洛伊德仅从周围世界揭示人，后来的精神分析人际关系学派的代表沙利文则仅从人际世界揭示人。梅指出，他们两位只从生物层面、心理层面揭示人，了解焦虑，而没有从哲学高度理解人，认识焦虑。因此，存在分析是一种理解人类存在的方式，而不是一种教人或患者如何做的体系。或者说，存在心理治疗探索的是"特定个人生活中最特殊的性质和事件"。①

（3）亚隆的心理疗法

亚隆（Irvin Yalom，1931–）1931 年生于美国华盛顿，为俄国人后裔。亚隆自幼喜好读书，尤其是小说，可以说，小说是他逃避驳杂、纷乱世界的一个避风港。1956 年，他获得波士顿大学的医学博士学位，1973 年任斯坦福大学医学院教授，撰写专业教材《团体心理治疗的理论与实践》、《存在心理治疗》和《住院患者的团体心理治疗》等。1993 年，他退休后从事心理治疗小说和故事的写作，著有《诊疗椅上的谎言》、《当尼采哭泣》、《生命的意义》和《爱情刽子手》等，成为心理治疗领域的畅销书作家。他不仅是当下活着的存在心理治疗大师，同时也是美国团体心理治疗的领军人物。

亚隆指出，存在心理治疗是一种动力取向的治疗，该治疗的焦点是将人表层的生活还原到人存在的终极关怀中：死亡、自由、孤独和无意义。当个体在生存中面临这些问题时，就形成了存在的动力冲突。治疗师通过患者表面的日常生活来探究其内在的"存在处境"。下面分述这些问题以及

---

① 梅著：《爱与意志》，冯川译，国际文化出版公司，1987 年，第 9 页。

与之相关的精神病理现象和心理治疗问题。①

①死亡

生命和死亡是相互依存的。亚隆从哲学、文学作品以及临床个案中为我们寻找智者或普通人对死亡的看法以及生命弥留之际的感悟或心理变化。我们一生下来，便朝着死亡的方向迈进，法国 16 世纪思想家蒙田如是说。托尔斯泰的《伊凡·伊里奇之死》讲述了这样一个故事：伊凡是一个心胸狭窄的小官僚，不幸罹患癌症，他承受着巨大的肉体痛苦和精神压力，在他生命的弥留之际，却产生了彻底的变化，他长此以往的尖酸刻薄、傲慢和自我膨胀都消失了，他的余生充满了意义。中国古人也有类似的说法："人之将死，其言也善。"(《论语·泰伯》)。亚隆从不少自杀未遂者、有濒死经历的人和癌症患者那里发现，当死亡与他们擦身而过或濒临死亡时，他们的生活观发生了明显的变化。这给心理治疗带来了启发。

接下来，亚隆在探讨死亡时引入两个关键问题：死亡焦虑和死亡与心理治疗。

i. 死亡焦虑：与死亡相关的就是死亡焦虑，这种焦虑是对死亡的惧怕，或者说是担心生命的终结。在临床工作中，患者很少以直接的死亡焦虑出现，而是经过了层层防卫机制的转换如压抑、置换与合理化。所有人都会面临死亡焦虑，但大部分人都会应对自如，适应良好，只有少部分人难以应对，其行为方式变得极端、僵化，从而出现神经症。尽管精神分裂症患者的发病具有明显的生物学因素，但也避免了在面对死亡焦虑时极端和无效的方式。

---

① 亚隆著：《存在心理治疗》，易之新译，张老师文化事业股份有限公司，2003 年，第 33 页，第 37 - 38 页，第 63 - 292 页，第 315 页。Nelson‐Jones, *Theory and Practice of Counselling&Therapy*. 3rd edn. SAGE Publications, 2001, 196 - 197.

ii . 死亡与心理治疗：个人对死亡的认识使其处在一种让自己身临边界的处境中，这种处境足以使人的生活观和生活方式发生彻底的改变，无论是文学作品还是临床个案都说明了这一点。于是，治疗师的任务就是促进患者对死亡的觉察，让他意识到死亡无所不在。有些团体治疗实施一种名为"存在性休克治疗"的方法，让每一个人写下自己的墓志铭或是让大家做一个"人生终点"的小游戏。

"在一张白纸上画出一条直线，一端代表你的出生，另一端代表你的死亡。在代表你现在年龄的地方画个叉，沉思五分钟。"

这个短暂的小游戏却会让人的思想发生变化。

亚隆不仅让患者做假设有关死亡的游戏，还让接受普通心理治疗的患者观察临死的人或请晚期癌症的患者加入到团体心理治疗中。主要是让接受心理治疗的患者认识到死亡不可避免，只要适当面对，就可以改变他们以往不成熟的观念。当然，要说明的是，死亡并不是人类存在的唯一处境，这样做只是帮助我们了解焦虑。因此，相应的存在治疗还要接着探讨自由、孤独和无意义问题。

②自由

存在主义认为，人是自由的，必须为自由作出自己的选择，并由此承担责任。治疗师帮助患者了解自己，运用意志，作出决定或选择，改变行动、即让患者不成熟、非理性的行为转变为成熟、理性的行为。

③孤独

亚隆认为，临床工作者一般会在临床上遇到三种不同类型的孤独。第一是人际孤独：一般意义上的孤独，如与别人的疏远、感到寂寞。第二是心理孤独或孤立：指人把自己分隔成许多部分的过程，不相信自己的判断或忽视自己的潜力。第三是存在孤独：是指人自身与世界的分离，这是人固有的孤独。虽然改善人际交往能减轻存在孤独，但却无法消除它们。我们多有同感。记得以前在家，每逢遇到喜事，如晋升职称请客，亲朋好友前来祝贺，饭桌上大家喜笑颜开，喝五吆六（指饮酒）。俗话说"天下没有不散的宴席"，每当众人散去，独自一人时，一种莫名的孤独感就会油然而生，这种孤独感现在回想起来便是存在孤独。治疗师的任务就是帮助患者直接讨论存在孤独，面对它，找出一种接纳它的方式，并与患者建立人性化的治疗关系。诚如尼采所言："积极的人将学会品尝孤独。"①

④无意义

许多人经历过生命无意义的危机，即被"生命的停顿"折磨。如果人活着没有意义或失去意义、目标、价值或理想，其结果便会引发极大的痛苦，甚至自杀。正如弗兰克认为的，一些人的内在空虚和觉得缺乏生活的意义，导致他们出现存在真空，进而引发心灵性神经症。因此，治疗师帮助患者发现无意义的问题，帮助他们除去有碍于发现生活意义的障碍，其目的一是淡化焦虑，二是产生价值观，进而强化人的意义感。当然，治疗师并只不是理性地帮助患者寻找意义，而是参与生活，进而帮助患者远离无意义。

亚隆的存在心理治疗是面对患者浑然一体的终级关怀，这是治疗师在治疗患者时触及的最深层的结构（死亡、自由、孤独和无意义），通过这些终级关怀来帮助患者在存在中成长。

亚隆的心理治疗小说《当尼采哭泣》为我们深刻地揭示了心理医师布雷尔精神上的苦闷、哲学家尼采的绝望以及不时地流露出的与人的存在密切相关的"自由"、"抉择"、"死亡"、"孤寂"、"没有意义"和"责任"等，

---

① 尼采 / 波西著：《尼采治焦虑》，钟莉方译，长江文艺出版社，2014 年，第 53 - 54 页。

并指出我们彼此孤独，"我们每个人都必须去走我们自己的道路"。①

存在心理治疗的主要目标是治疗师帮助来访者体验到他们真实的存在，治疗师与来访者建立一种可信赖的人际关系，然后，治疗师帮助来访者面对和解决他们关系到死亡、自由、疏离和无意义的内在冲突。

按照存在心理治疗观来看，人是在"烦"中寻找自己的家园与归宿，是在"无意义"中寻找自己的意义，并为此承担责任。

《文化与心理治疗》一章写到此处已接近尾声。记得 20 世纪 80 年代中期，我曾系统地拜读过弗洛伊德、荣格、阿德勒、荷妮以及弗洛姆等学者的精神分析著作，对心理治疗有个粗浅、片面的认识。90 年代初期，我在兰州市第三人民医院组建"精神医学研究室"时，翻译过由赫林克（Herink，1980）编撰的《心理治疗大全》一书的目录，里面共收集了 250 多种心理疗法，算是我对心理治疗粗浅、相对较全面的了解。只可惜后来我在心理治疗方面未能深入学习，也未接受过督导。在这方面我与北京大学第六医院的许又新大夫有着类似的地方，他曾说："不论是在学生和实习阶段，还是在工作期间，我从来也没有接受过心理治疗的训练，甚至没有任何一位上级医师指导过我如何进行心理治疗。"② 不过令人欣慰的是，如兰博所述，心理治疗除了技术本身以外，还有许多其他因素影响到心理治疗的效果。在我的临床实践中，除了多半给精神障碍患者、来访者提供必要的精神药物治疗以外，还认真倾听他们的疾苦，重新梳理他们的诉求，力争与他们建立起良好的医患关系，常常给予他们鼓励与安慰，我想这与真正的心理治疗相差不远。甚至，对于少数悟性不低的患者和来访者等小

---

① 亚隆著：《当尼采哭泣》，侯维之译，张老师文化事业股份有限公司，2000 年，第457 页。

② 布鲁克著：《如何学习心理治疗》，许又新译，北京医科大学（内部资料），1990 年，第 1 页。

众，我试图采用"整合"式的存在疗法与禅的智慧以启迪他们的灵性，使
其坚强面对严酷的现实，勇敢面对因病患带来的病耻与孤独。我知道，这
样做多少带有点哲学咨询的味道，但能为他们寻求到某种精神上的力量，
又何妨？

注　释

注一：疯人院（lunatic asylum）：在人类历史上主要是以监管精神病患者为主，是从收容院演变而来。严格意义上讲，该术语于 1928 年起才被英国官方替换为精神病院（mental hospital），这种做法多少降低了一些与之有关的病耻感。（参见 Yip，"Hong Kong—Development of Psychiatric Services". *Culture and Mental Health : A Comprehensive Textbook.* Hodder Arnold，2007，283）

注二：弗里德曼认为当今世界处于全球化 3.0 版本，即全球化的第 3 个时代（参见弗里德曼著:《世界是平的》，何帆、肖莹莹、郝正非译，湖南科学技术出版社，2006 年，第 8–10 页）。

第 1 个时代从 1492 年持续到 1800 年（全球化 1.0 版本）。始于哥伦布远航开启新旧世界间的贸易。它讲述的是国家及其实力的故事。即一个国家拥有多少人力、马力或蒸汽动力。它让全世界的规模从大号变成中号。

第 2 个时代从 1800 年持续到 2000 年（全球化 2.0 版本）。推动全球一体化的主要力量是跨国公司，这些公司到国外去的目的寻找广阔的市场和劳动力。它让全世界的规模从中号变成小号。

第 3 个时代从 2000 年至今（全球化 3.0 版本）。其特点是个人在电脑、光缆和工作流程软件的背景下寻找在全球范围内的合作与竞争。它让全世界的规模从小号缩成微型，并变得平坦化。

注三：灵性（spirituality）：指人精神上的觉醒，并与神圣之物有着亲密和联系的感觉。从广义上讲，灵性属于人的心理活动范畴，但从狭义上看，灵性属于一种人的高级精神活动，有"开悟"、"灵气"等特征。当我们说一个人冥顽不灵，多指他或她固执以外，还有不开窍的含义，缺乏精神上的觉醒。有学者（Worthington 和 Aten，2009）指出了人类的 4 种灵性：（1）宗教灵性；（2）人道灵性；（3）自然灵性；（4）宇宙灵性。（参见 Worthington and Aten，"Psychotherapy with Religious and Spiritual

Clients：An Introduction"．*J Clin Psychol*，2009，65（2）：123-130）

注四：1990 年日本冈本常男先生率日本森田疗法代表团访问中国，标志着森田疗法开始引入中国。

注五：指佛所住之国土。又作佛国土、净土。或泛指一般寺院之堂宇。即佛塔、佛阁、佛龛、僧刹、伽蓝等，专供修行办道之处所。

注六：在日本，内观研修所培养人达到更高目标的方法为"内观法"，而由临床医师、心理治疗师对内观者实施的方法为"内观疗法"。日本学者真荣诚对内观法与内观疗法作了大致上的区分，即前者注重精神修养，后者侧重心理治疗（参见真荣诚 辉明著：《内观之说：心灵和谐的疗法》，陈幼寅译，王祖承主审，上海交通大学出版社，2011 年，第 3 页）。

注七：克尔凯郭尔（Soren Kierkegaard，1813-1855），丹麦基督教思想家，存在主义最为重要的先驱者。主要著作有《或此或彼》、《恐惧和战栗》、《哲学片段》、《畏惧的概念》、《人生道路的各阶段》和《最终的非科学附言》等。克尔凯郭尔提出了人生道路的三阶段：（1）审美阶段，一个人采取的生活策略是追求及时行乐。然而，一个人如果一味地追求眼前的快乐，那他就不会了解生命的真谛，既不会体会悲剧精神，也不会深入到生活的道德层面和宗教层面。（2）道德阶段，一个有道德的人会认识到，通过及时行乐、通过感官刺激追求幸福注定要失败。因而他转向内在，追求道德修养，注重净化自己的心灵。（3）宗教阶段：作为神学家的克尔凯郭尔显然不满足于道德阶段，在他看来，只有成为真正信仰宗教的人，才能成为一个完全的人，因为处于宗教阶段的人远比道德阶段的人更能感受到人间的痛苦、罪孽和悲哀。当然，这三种存在方式并非环环相扣，只是不同的存在方式，有时在实际生活中这三个阶段有所重叠（参见宾克莱著：《理想的冲突》，马元德、陈白澄、王太庆等译，商务印书馆，1986 年，第 166-173 页）。

注八：（1）noology 一词由弗兰克使用，意为心灵（mind），常与 spirit 混用，但有别于宗教中有关心灵的含义。在弗兰克看来，人的存在是由躯体的（somatic）、心理/精神的（psychic）和灵性的（spiritual）三个层面构成。人类存在的心灵层面基本上是无意识的，但这种无意识有别与弗洛伊德的本能无意识，弗洛伊德所指的无意识主要是受压抑的性本能和攻击本能。（2）弗兰克认为，一些人常抱怨生活的无意义，空虚和无用。这实际上是反映出他们的内在空虚和缺乏生活意义，即存在真空，它本身不是一种病理性的，但它易引发弗兰克所谓的心灵性神经症。

注九：蒂利希（Paul Tillich，1886–1965），美国籍德裔神学家、存在主义代表人物之一，著有《存在的勇气》等著作，他主要把基督教神学与存在主义相结合，对梅的思想有很大的影响。

附录 文化人类学重要术语解释

涵化（Acculturation）：当有着不同文化的一些群体开始频繁地直接接触时，其中的一或两个群体原有的文化模式内部会随之发生很大的变化，去学习、吸收新异文化的过程。

人类学（Anthropology）：对所有社会、所有时代的人类进行研究的学科。

同化（Assimilation）：个体或少数群体有意或无意放弃原有文化，逐渐适应现有主流文化的价值观念、行为准则和风俗习惯的过程。

主位研究法（Emic method）：研究者尽可能地从当地人的视角（内部习语）去理解文化、理解行为。通过听取当地报道人对病痛习语以及病患分类等事物的认识进行整理和分析的研究方法。

濡化（Enculturation）：上一代人潜移默化将自身的价值观念、行为准则和风俗习惯传递给下一代人的过程，并使个人拥有归属自身社会的认同感。

客位研究法（Etic method）：研究者从一个文化体系之外，以一个外来观察者的角度（外部标准）来理解当地文化与行为，以研究者的标准对其行为的原因和结果进行解释，用比较和历史的观点看待民族志提供的材料。

分类谬误（Category fallacy）：传统的跨文化精神医学是用西方的精神疾病概念去研究非西方社会的精神障碍或行为异常，这种分类并不正确，也缺乏应有的诊断效度。

并喻文化（Co-figurative culture）：同辈与同辈之间相互学习文化的过程。

殖民化（Colonisation）：自15世纪末开始，西方列强如葡萄牙、西班牙、荷兰、英国以及法国等国对美洲、大洋洲以及非洲等区域进行军事、政治和经济上的侵略。在文化上表现为一种"强势"文化取代、侵蚀另一种"弱势"文化的过程。

文化（Culture）：社会成员同享的规范、价值、信仰和表意象征符号等，并将这些要素反映在人们的认知、情感和行为活动中。

文化人类学（Cultural anthropology）：人类学的分支之一，主要研究作为文化创造者的人，与生物人类学相对应。

文化约束综合征（Culture-bound syndromes，CBS）：个体或群体出现奇异的、少见的与特定文化有关的异常行为和苦恼体验，这些异常表现在西方疾病诊断体系中有时难以归类。

文化胜任力（Cultural competence）：是指临床医师应当具备一定的文化能力，这种能力能够使他们为来自各种文化背景中的来访者或者患者提供有效服务。

文化决定论（Cultural determinism）：文化决定人们的认知、情感和行为方式。

文化传播（Cultural diffusion）：一种文化从一个社会向另一种社会播散的过程。

文化一般性（Cultural generality）：指许多社会呈现的文化特性，介于文化普适性与文化独特性之间。

文化独特性（Cultural particularity）：人类极少数社会所奉行的价值观念、行为准则和风俗习惯。

文化相对主义（Cultural relativism）：主张个体的价值观念、行为准则和风俗习惯应在"自己的"的文化氛围中理解、阐明，而不依靠"外部"的标准来评判。

文化休克（Culture shock）：外来人如移民不能适应当地主流文化而出现的焦虑、孤寂和无所适从等，严重时可导致适应障碍。

文化普适性（Cultural universality）：是指人类大多数社会所奉行的价值观念、行为准则和风俗习惯。

全球化（Globalisation）：随着世界各国商贸、经济、技术、社会文化等领域的频繁交流，不同区域经济、社会文化相互整合的过程。

罪感文化（Guilt culture）：一种依赖于良心启发、道德教诲以及关注自我内心审视的文化。

医学人类学（Medical anthropology）：社会、文化人类学下的分支学科，尤其是在医学与人类学、社会医学与公共卫生的结合下关注健康与疾病、健康照管体系以及病患体验等。

前喻文化（Pre-figurative culture）：晚辈向长辈学习文化的过程。

后喻文化（Post-figurative culture）：长辈向晚辈学习文化的过程。

耻感文化（Shame culture）：一种依赖于外在力量、外在批评作出反应的文化。

社会人类学（Social anthropology）：人类学的分支之一，主要研究人类社会与文化的关系，它已取代民族学成为文化人类学的核心。

亚文化（Subculture）：社会某一群体虽具有主流文化的一些特征，但又表现出某些独特的价值观念和行为模式等要素的文化。

萨满（Shaman）：兼职的宗教专业人员，通过他或她个人特殊的体验、能力和仪式，与超自然力量沟通、调解，挽回被救助者的"灵魂"。

禁忌（Taboo）：人类活动中依据道德判断、宗教信仰所禁止的东西，这些东西既是崇高与神圣的，又是神秘、危险和不洁的。

图腾（Totem）：原始人群的祖先所崇拜的精灵，与特定的动物、植物或其他自然物有关。

初版后记

经过几年的准备，这本小书终于问世了。它试图从文化人类学、精神医学、变态心理学、哲学、文学、宗教与神话、绘画等诸多领域探讨文化与精神医学的关系。正如苏联科学院心理学研究所所长洛莫夫所说："每一位专家在研究人的某一特定方面时，往往都必须利用邻近学科可能已有的一些材料（或者方法）。"（参见：《哲学译丛》，1988，2：1–8）本书的目的就是通过不同的文化区域、不同的人文领域整合对"疯狂"的认识，试图更透彻地理解"存在着"的人、苦难中的人。鄙人觉得此书虽有蜻蜓点水之嫌，但仍具抛砖引玉之意。在写作过程中，尽管本人参考了不少古今中外重要的学术资料，包括书籍150余部与文章80余篇，但仍感才华与学养不够、水平有限，还望广大读者批评、指正。

在本书即将脱稿之际，本人有幸考察了法国的精神卫生服务。我深刻地感受到，法国不仅在哲学、文学艺术、绘画与时装等方面享誉全球，它的精神医学在世界精神医学的历史中也占有极为重要的位置。从比奈（Pinel）对精神病患者的"道德治疗"

到两位法国精神科专家（Delay 和 Deniker）的氯丙嗪"药物治疗"，再到法国社区的"地段化治疗"都极具革命性，有着划时代的深远意义（"后记"图1）。这些现象彰显了法兰西"自由、平等、博爱"的思想，同时也折射了人类当代文明的普世价值。如果说"精神医学既是科学的，又是艺术的"，那么，依我之见，美国更多地代表了当代精神医学的科学性，法国则更充分地体现了精神医学的艺术性。这种艺术性无不散发着人文主义思想的光芒。希望国内的同行能沿着不同的路径深入探讨精神医学，探讨疯狂，并能最终体现出以人为本的理念。

在本书撰写过程中主要得到以下同行的帮助和支持（包括惠寄各种资料和评论），谨在此向他们表示衷心的感谢。他们是：

美国夏威夷大学精神科曾文星教授；

美国哈佛大学人类学系 Arthur Kleinman 教授；

意大利跨文化精神卫生研究所 Bartocci Goffredo 所长；

英国伦敦大学学院医学人类学中心 Roland Littlewood 教授；

美国关岛大学冉茂盛副教授；

同济大学附属东方医院赵旭东教授；

上海交通大学医学院王祖承教授；

北京大学精神卫生研究所崔玉华教授；

湖北省荆州市精神卫生中心李胜先主任医师；

法国精神病医院联合会主席 Yvan HALIMI 医生；

法国精神病学协会主席 Christian MULLER 医生。

最重要的是，本书能够及时与读者见面，是与华夏出版社陈小兰博士的慧眼、热情和帮助分不开的，在此一并表示深切的谢忱。

2010 年 6 月于瑞士卢塞恩湖畔

再版后记

记得当代艺术家陈丹青说过："真的玫瑰，一开开来就是玫瑰，鲁迅的小说就是这样子。"我觉得尼采的处女作《悲剧的诞生》也是如此，一开便绽放。不过，鲁迅、尼采这些大家非等闲之辈，皆为超人。况且，医学类、社会科学类图书在很大程度上是需要不断更新的。例如，我喜欢的《心理学与生活》一书竟有20版之多！于是，我便有了再版这本小书的愿望。还有，这本书出版后尤其获得了已故美籍华人、世界文化精神医学领域的泰斗级人物曾文星教授的赞许。他在2011年3月1日给我的电子邮件中说："刚接到你的新书，看了觉得很好。参考了许多国际书籍及文献，保持学术水准。我将给国内同道们介绍与推荐。"我深知这只是长辈对晚辈的鼓励，自己仍须不懈努力。

又恰值2014年一个初春的下午，忽然接到中南大学肖水源教授带用浓郁的湖南口音打来的电话，邀请我参与编写全国统编教材《全球精神健康》中的"文化精神医学"一章，我欣然答应。据悉

2016 年晚秋这本医学教材终于要付梓出版了。如果说，以何慕陶教授当年
（1990）在《内蒙古精神卫生》报上首次向国内精神科同道全面、系统地介
绍跨文化精神病学为起点，那么到 2016 年，将（跨）文化精神医学全面、
系统地写入国内的医学教材之中，这个时间段足足长达 26 年！此外，我在
广州医科大学给本科生开讲《医学导论》的绪论中，对西方医学史的发展脉
络也有了更为清晰的认识。显然，这些编书与授课加快了我再版这本小书的
步伐。

其实，在这数年间我除了从理论上充实与更新文化精神医学知识以外，
还积极参加了一些重要的国际精神医学会议（英国，2012；葡萄牙，2013；
西班牙，2014；墨西哥，2015），及时了解有关社会文化精神医学的前沿与
走向。同时，近年来我还利用假期探访了世界文明古国：古埃及、古希腊
和古罗马，它们皆在历史沧桑、风雨漂泊中永恒。当然，我也少不了领略
欧洲文艺复兴的发源地——佛罗伦萨的独特风采：美轮美奂的建筑与雕塑、
全面综合的个人发展。这些皆使我对不同地域、不同时代的文化或文明有
了更为深刻的认识，力求对文化的写作不只是纸上谈兵。

当然，本书能够再版也得益于中华医学会精神医学分会给予我们的一
个良好的学术平台——全国精神医学学术会议。在此会议上我们连续 3 年
（2014，西安；2015，济南，2016 年，长沙）成功举办了文化精神医学专题
分会，此举不仅彰显了中华医学会精神医学分会主任委员们（于欣教授和
施慎逊教授）以及有关同道们的远见卓识，同时也给我们提供了与全国同
仁相互学习、相互交流的大好机会。

总之，锲而不舍的努力、各种机缘巧遇以及贵人们的大力提携皆促使
我一个夙愿的实现：积极主动引入和推广文化精神医学，力求使这门亚专
科能在中国这片历史悠久、文化灿烂的大地上多生根、多开花、多结果。

此外，窃以为再版书籍的目的一般不外乎有四点：一是充实，二是更新，三是纠错，四是需求。这本小书第 2 版便是我朝向这个目标去做一点点努力的结果。

有幸的是，在此期间我还得到了一些国内外相关领域的专家、学者的各种鼎力相助，在此一并致谢：

加拿大麦吉尔大学 Laurence Kirmayer 教授；

英国伦敦大学 Kamaldeep Bhui 教授；

美国哥伦比亚大学 Roberto Lewis–Fernández 教授；

墨西哥瓜达拉哈拉大学 Sergio J. Villaseñor-Bayardo 教授；

中国中南大学肖水源教授；

中国香港大学冉茂盛副教授；

中国南京医科大学张宁教授。

当然，仍要感谢我国当代精神医学的巨擘张明园老师以及华夏出版社陈小兰女士一贯的相助、谬奖与鼓励，给我这个年过半百之人增添了不断前进的动力。

鄙人除了做医生以外，亦酷爱读书，多而杂，古而新，中外图书无不涉猎，且偶有编书、著书。好似梨园行中的票友常常在听戏之余偶尔也会粉墨登场。窃以为，编书、著书大致可以划分为四个层次，古今中外概莫能外。

第一层次：不写书。如苏格拉底、慧能。虽然苏格拉底不著一字一句，但其闪光的思想、睿智的哲理仍能流传于人间数千载。同样，慧能禅师也不执着于文字，却开启了一代禅宗的新气象。他们都是在"自己的心灵上写作"的真正大师。

第二层次：精写书。如老子、王国维。虽然老子的《道德经》只有寥寥数千字，却深刻地影响了炎黄子孙几千年的生活，成为华夏文明的灿烂瑰宝。同样，百年前王国维的《人间词话》寥寥数万字，却成为中国美学界迄今为止难以逾越的扛鼎之作。

第三层次：会写书。不少专家学者注重学术水准、坚守职业道德，在各自的领域皆留下了风吹不走、雨打不烂的皇皇巨著抑或数量虽少，但也算是上乘之作的作品，留下了时代的烙印，成为学术的典范。

第四层次：烂写书。翻开当今一些专家、学者或编或著的书籍，那真叫写烂书，难以卒读。他们东拼西凑，制造了不少的学术垃圾，却自以为是。殊不知这些烂书，充其量只是骗人的招牌、过眼的灰霾。

但愿我写的书，不属于最后一个层次。

2016 年 10 月于广州白鹅潭畔

图书在版编目（CIP）数据

文化与精神医学 / 李洁编著 . -- 2 版 . -- 北京 : 华夏出版社 , 2017.8
ISBN 978-7-5080-9217-1

Ⅰ . ①文…　　Ⅱ . ①李…　　Ⅲ . ①精神分析社会学　　Ⅳ . ① R749

中国版本图书馆 CIP 数据核字 (2017) 第 140508 号

文化与精神医学（第二版）

编 著 者　李　洁
责任编辑　增　慧　陈小兰

出版发行　华夏出版社
经　　销　新华书店
印　　装　三河市少明印务有限公司
版　　次　2017 年 8 月北京第 1 版
　　　　　2017 年 8 月北京第 1 次印刷
开　　本　710*1000　1/16 开
印　　张　17.5
字　　数　240 千字
定　　价　49.00 元

华夏出版社　地址：北京市东直门外香河园北里 4 号　　邮编：100028
　　　　　　网址：www.hxph.com.cn　电话：（010）64663331（转）
若发现本版图书有印装质量问题，请与我社营销中心联系调换。